壮医体质学

李凯风　曾翠琼 ／ 主编

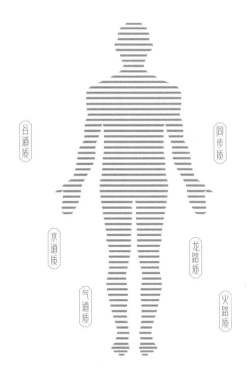

广西科学技术出版社

·南宁·

图书在版编目（CIP）数据

壮医体质学 / 李凯风，曾翠琼主编. —南宁：广西科学技术出版社，2023.9

ISBN 978-7-5551-1994-4

Ⅰ.①壮… Ⅱ.①李… ②曾… Ⅲ.①壮医—体质学 Ⅳ.①R291.8

中国国家版本馆CIP数据核字（2023）第187193号

壮医体质学

李凯风　曾翠琼　主编

责任编辑：李　媛　　　　　　　　　装帧设计：韦娇林
助理编辑：梁佳艳　　　　　　　　　责任校对：夏晓雯
责任印制：韦文印

出 版 人：梁　志
出版发行：广西科学技术出版社
社　　址：广西南宁市东葛路 66 号　　邮政编码：530023
网　　址：http://www.gxkjs.com

经　　销：全国各地新华书店
印　　刷：广西壮族自治区地质印刷厂
地　　址：南宁市建政东路 88 号　　　邮政编码：530023
开　　本：787 mm × 1092 mm　1/16
字　　数：143 千字　　　　　　　　印　　张：9.5
版　　次：2023 年 9 月第 1 版　　　印　　次：2023 年 9 月第 1 次印刷
书　　号：ISBN 978-7-5551-1994-4
定　　价：39.00 元

编委会

主编简介

　　李凯风： 壮医主任医师，硕士研究生导师。广西国际壮医医院培训部主任，中国民族医药学会教育分会理事，广西民族医药协会常务理事。长期从事民族医药的发掘整理和临床研究工作，对中老年疾病、脾胃病有丰富的诊治经验，擅长运用中医、民族医方药和技法治疗各类疾病及调理亚健康。主持或参与各类科研课题 10 余项，发表学术论文 20 余篇，主编《我的疗疾手记》《我的用方体会》《壮医体质调理手册》《实用壮医外科》等著作。

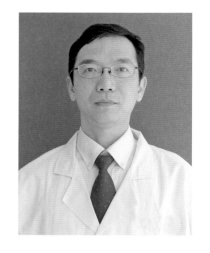

　　曾翠琼： 副主任医师，医学博士，第五批全国老中医药专家学术经验继承工作继承人，全国名中医黄汉儒教授学术继承人。主要从事壮瑶医药的发掘整理和临床研究工作。主持多项国家级、省级、厅级科研项目，获中国民族医药学会科学进步奖一等奖、广西科学技术进步奖二等奖、广西医药卫生适宜技术推广奖一等奖等。主编及参编《新编壮医临床诊疗规范》《壮医刺血疗法技术操作规范与应用研究》《实用瑶药学》《壮医常用诊疗技术操作规范》等著作。

资助项目

1. 黄汉儒全国名中医传承工作室
2. 黄汉儒全国名老中医药专家传承工作室
3. 全国名中医黄汉儒学术思想与临床诊疗传承发展推广中心（2022V004）

前 言

　　体质是人类个体生命过程的本质，由先天禀赋和后天获得形成，表现出较为稳定的形态结构、生理功能和心理活动的综合个体生命特性。不同的体质类型决定着人的生理反应的特异性、对某些致病因素的易感性及所产生病变类型的倾向性。体质分型是体质学说在临床运用中的重要内容，人体体质复杂，体质学说主要根据不同体质类型人群的体质特点和不同的环境、生活习俗等特征，制定相应的体质干预对策。

　　壮医体质学在壮医"阴阳为本，三气同步"的天人相应自然观和"三道两路""脏腑气血骨肉"的人体生理病理理论基础上，研究不同体质类型与疾病的关系，充分考虑个体体质特征，强调体质的可调性，在体质辨识的基础上建立针对疾病的防治措施和治疗手段。

　　本书参考现代医学的疾病诊治经验，结合壮医体质辨识理论，从壮医体质学概述、壮医体质的构成要素与评价、壮医体质的形成因素、壮医体质的生理学基础、壮医体质分类、壮医体质学说的应用、壮医体质与养生、壮医各型体质的调理方法等方面对壮医体质学内容进行系统论述，实现对壮医基础理论的延伸和创新。以治未病为出发点，以恢复人体正常的同步质为目标，通过体质辨识，从饮食、运动、药物等方面进行综合调理，改善体质，调整个体功能状态，为从壮医体质学的角度开展治未病工作提供理论参考和方法指导。

　　本书结合编者多年来的科学研究、临床经验和文献资料整理，完整、系统地阐明壮医体质学说在壮医药理论指导下的应用，可帮助读者正确判断自身的壮医体质类型，并根据不同体质特点采取安全有效的干预策略，从整体上防治疾病，同时还对我国其他少数民族体质学说的基本理论、体质分型与调理特点进行介绍。本书民族特色明显，实用性强，可作为医药工作者，特别是民族医药工作者的参考书和工具书，亦是广大读者学习壮医药和疾病自我防治知识、了解少数民族养生保健文化的科普读物。本书的出版，以期为传承和创新发展民族医药特别是壮医体质学说，丰富我国民族医药文化体系，促进我国健康事业和大健康产业的发展贡献力量。

　　由于编者水平有限，书中疏漏、不妥之处在所难免，恳请民族医药同道和广大读者提出宝贵意见，以便进一步修正完善。

编　者

2023 年 8 月

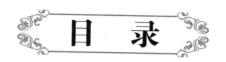

目 录

上编　壮医体质学基础

中编　壮医体质学述要

下编　壮医体质学应用

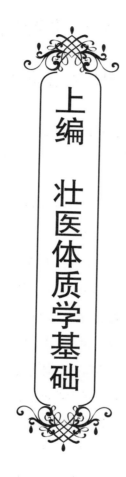

上编 壮医体质学基础

第一章　壮医体质学概述

第一节　壮医体质学的概念

壮医体质学是以壮医理论为指导，研究体质的概念、形成、类型特征及其对疾病发生、发展、传变过程的影响，并以此指导疾病的诊断和防治，研究生命、健康和疾病的重要科学。

体质又称"素质""禀质""气质""形质"等。体质的"体"，指具有生命活力的形体、躯体；"质"指"特质""性质"。体质禀受于先天，调养于后天，是不同个体在生长、发育和衰老过程中所形成的与自然、社会环境相适应的，在形态结构、生理功能、心理状态方面相对稳定的个体化特性。体质源于长久的自然进化与适应，因此有着先天与后天的不同。

世界上找不到完全相同的两片树叶，同样也找不到完全相同的两个人，原因是存在个体体质差异，它主要通过人体形态结构、生理功能和心理特征等的差异性表现出来。在生理上表现为功能、代谢及对外界刺激反应等方面的个体差异，在病理上表现为对某些病因和疾病的易感性或易患性，以及产生病变的类型和疾病传变转归中的某种倾向性。

每个人都有自己的体质特点，人的体质特点既可表现为健康状态下的个体差异性，也可表现为疾病状态下的病理反应。因此，体质实际上就是人群在生理共性的基础上，不同个体所具有的生理特性，它影响着人对自然和社会环境的适应能力、对疾病的反应及抵抗能力，以及发病过程中对疾病的证候类型和个体治疗措施的反应性，以致人体的生、老、病、死等生命过程带有明显的个体特异性。

从古至今，许多医家将人体结构、功能、神志（心理活动）等方面相结合来研究人体体质的差异性，以揭示人体对自然和社会环境的适应性、对某些病因的易感性、对某些疾病的易患性、病变过程中的易转化性及对养生方法的选择等。

第二节　壮医体质的特点

壮医体质学认为，个体体质在先天和后天因素的作用下，具有个体差异性、天人一体性、群类趋同性、相对稳定性、动态可变性、连续可测性、后天可调性等特点。

一、个体差异性

由于生命个体的先天禀赋和后天因素不同，所形成的体质特征因人而异，有显著的个体差异，通过人体的形态结构、生理功能和心理活动的差异性表现出来，因此个体差异性是壮医体质学研究的核心问题。

二、天人一体性

"阴阳为本"与"三气同步"是壮医的天人相应自然观，用于解释人与自然的关系、人体内部的关系及人体生理病理现象等。人生活在自然环境和社会环境中，人类体质的形成和发展受自然环境和社会环境等天地之气的制约，个体对自然环境和社会环境的适应能力及适应程度都体现在其个体体质特征之中。

三、群类趋同性

同一种族或聚居在同一地域的人，因为生存环境相同，生活习惯相似，遗传背景和生存环境具有同一性和一致性，从而使人群的体质具有相同或类似的特点，因此人类体质具有群类趋同性。

四、相对稳定性

个体秉承父母的遗传信息，使其在生命过程中遵循某种既定的内在规律，呈现出与亲代类似的特征。这些特征一旦形成，不会轻易改变，在生命过程的某个阶段，体质具有相对的稳定性。另外，长期稳定的环境也是维持体质相对稳定的重要因素。

五、动态可变性

先天禀赋决定个体体质的相对稳定性，后天因素又使体质具有可变性。体质的可变性具有两个基本规律：一是机体随着年龄的变化呈现出特有的体质特点；二是机体随着天、地二气的运动变化呈现出体质状态的变化。这两种变化常同时存在、相互影响，这种可变性是进行体质状态干预的基础。

六、连续可测性

体质的连续性体现在不同个体体质的存在和演变在时间上的不间断性。体质特征伴随生命的全过程，具有循着某种类型体质固有的发展演变规律缓慢变化的趋势，这就使得体质评价具有可预测性，从而为疾病的预防提供了可能。

七、后天可调性

体质的相对稳定与动态可变的特点为体质的改善提供了前提。因此，通过后天干预使偏颇体质得以纠正或改善，减少对疾病的易感性，预防疾病的发生，甚至从根本上改变体质，从而达到未病先防、既病防变的目的。

第三节　壮医体质学的基本特征

体质是人类生命过程中的一种重要表现形式。父母的体质状况往往直接影响子女的体质，即在遗传基础上形成的体质因素将在人的一生中明显地或潜在地发生作用，这是体质形成的首要因素。生活中，每个人都有一些相对稳定的个体化的饮食、工作、劳动、生活起居等习惯，这些后天生活环境和习惯的影响在遗传的基础上进一步促进体质的稳定和巩固，或者促使体质转变，最终形成属于自己的个体化的体质。在此基础上，壮医体质学具有两个方面的基本特征。

一、强调先天禀赋和后天调养对体质形成的影响

先天因素是人体体质形成的重要基础，决定了体质的相对稳定性和个体体质的特异性；后天调养可影响体质发生强弱变化，以及体质类型的改变。先天和后天多种因素共同作用于人体，使个体形成不同的体质特征。

二、突出壮医学"阴阳为本"和"三气同步"的天人自然观

壮医认为，阴阳的存在及运动变化是天地万物运动变化的本源，阴阳的运动变化是天地万物普遍存在的一种客观现象。"阴阳为本"强调的是阴阳的均衡性，阴阳运动必须保持一种动态的平衡，这是天地万物维持正常有序状态的本源，是生命存在和健康的基本特征。

"三气同步"是生命存在的客观条件和必然规律，壮医认为人类是大自然进化的产物，是天地之气交互感应而来的生物。人要保持健康的生理状态，不仅自身各部分的结构功能要协调一致，还必须与天、地二气的运行保持协调同步的关系。对于"三气同步"这一概念，壮医认为，人生活在自然环境和社会环境中，人类个体体质的形成和发展受自然环境和社会环境等天地之气的制约，追求人与天地运行同步，形成天、地、人三者在时空上协调变化的模式，个体对自然环境和社会环境的适应能力及适应程度往往表现在其个体体质特征之中。

壮医体质学属于正常人体学的内容之一。壮医通过对人体体质的独到见解，创立起壮医体质学理论，有助于从整体上把握个体的生命特征，分析疾病发生、发展和演变的规律，在养生保健和疾病防治等方面发挥重要的指导作用。

第二章　壮医体质的构成要素与评价

第一节　壮医体质的构成要素

体质的结构比较复杂，包含多种多样的体质特征，多方面的体质特征在每个个体身上以一定的独特性结合成为有机的整体。体质的差异性，主要体现在形态结构、生理功能和心理特征等方面。这几个方面的差异性所反映出的必要的、可测定的因素称为体质的构成要素，包括反映形态结构的要素，如体表形态、脏腑、气血、骨骼、肌肉等；反映生理功能的要素，如神态、面色、唇色、舌象、脉象、语言、呼吸等；反映心理特征的要素，如感觉、知觉、情感、思维等。

一、形态结构的差异性

形态结构的差异性是构成体质特征的重要基础条件，包括外部形态结构差异和内部形态结构差异。外部形态特征指个体外观形态上的特征，是体质的外在表现，其差异首先表现为体表形态、体格、体型等方面的差异；内部形态结构是体质的内在基础，由脏腑、气血和三道两路等构成。

壮医根据"司外揣内"的认识方法，认为内部形态结构与外观形象之间是有机的整体，内外相映，也就是说外部形态结构是体质的外在表现，内部形态结构是体质的内在基础。机体的形态结构在内部结构完好的基础上，主要通过外部形态表现出来，以躯体形态为基础，与脏腑、气血、三道两路密切相关。因此，人的体质特征首先表现为体表形态、体格、体型等方面的差异。

体表形态是个体的外部形态特征，涉及对人体测量和观察的内容，包括体重、性征、体态、毛发、面色、舌象、脉象等。体表形态是最为直观的体质构成要素。

体格是反映体质的标志之一，它反映人体的生长发育水平、营养状况和锻炼程度，通过观察和测量身体各部分的大小、形状及其匀称程度，以及体重、胸围、肩宽、骨盆宽度和皮肤与皮下软组织情况来判断。

体型是指身体各部位大小比例的形态特征，又称身体类型，是衡量体格的重要指标。在形态结构的各因素中，体型的差异最具医学意义。体型以躯体形态为基础，并与内部脏腑组织结构有一定的关系。大多数体质学说都把体型特征作为体质研究的重要内容，体型观察主要包括形体之肥瘦长短、皮肉之厚薄坚松、肤色之黑白苍嫩的差异等，其中尤以肥瘦最常用。现代流行病学调查研究结果也提示，体型特别是肥瘦差异确实反映着体质的某些特点。

二、生理功能的差异性

形态结构是产生生理功能的基础，个体不同的形态结构特点决定着机体生理功能及对刺激反应的差异，而机体生理功能的个性特征，又会影响形态结构发生一系列相应的改变。因此，生理功能的差异也是个体体质特征的组成部分。

人体的生理功能是其内部形态结构完整性、协调性的反映，生理功能的差异是个体体质最具特征性的组成部分。人体的生理功能以内部形态结构为基础，是脏腑、气血、三道两路功能的体现，人体的各项生理功能均离不开脏腑，脏腑是构成人体、维持正常生命活动的中心。

机体的防病御病能力、新陈代谢情况、自我调节能力，以及偏于兴奋或抑制的基本状态等，都是脏腑、气血、三道两路生理功能的表现。因此，人体生理功能的差异，反映了脏腑功能的偏盛偏衰，涉及水谷运化、呼吸运动、血液运行、津液代谢、生长发育、感觉运动、意识思维等各方面功能的强弱差异。

机体的防病御邪能力、自我调节能力等都是脏腑、气血及三道两路功能的表现，诸如心率、心律、面色、唇色、脉象、舌象、呼吸、言语、食欲、寒热喜恶、二便情况、性与生殖功能、形体的动态及活动能力、睡眠、视力、听力、触觉、嗅觉、耐痛程度、皮肤肌肉弹性、须发量和光泽等，这些都是了解体质状况的重要内容。

三、心理特征的差异性

壮医认为，心理是指客观事物在"巧坞"（大脑）中的反映，是感觉、知觉、情感、记忆、思维、性格、能力等的总称。个体形态与"巧坞"之间有密切联系。体质是个体特定的形态结构、生理功能与相关心理特征的综合体，形态结构、生理功能、心理特征三者之间具有内在的相关性。由于人体脏腑气血及其功能各有不同，故个体所表现出的情志活动，如多怒、善悲、胆怯等因人而异；而心理特征在长期的显现中，又影响着形态结构与生理功能，并表现出相应的行为特征。某种特定的形态结构总是表现为某种特定的心理倾向，正如《灵枢·阴阳二十五人》记载有"圆面、大头、美肩背、大腹、美股胫、小手足、多肉、上下相称"等形态特征的土型之人，多表现为"安心、好利人、不喜权势、善附人"等心理特征。

人的心理特征不仅与形态结构、生理功能有关，还与不同个体的生活经历及所处的社会文化环境有着密切的联系。因此，即使为同种形态结构和生理功能者，也可以表现为不同的心理特征，如《灵枢·阴阳二十五人》中的记载，每一种类型的形态结构功能有 5 种不同的心理倾向，木、火、土、金、水 5 种类型的形态结构特征的人共有 25 种心理类型。所以一定的形态结构与生理功能是心理特征产生的基础，使个体容易表现出某种心理特征，而心理特征在长期的显现中又影响着形态结构与生理功能，表现出相应的行为特征。可见，在体质构成因素中，形态、功能、心理之间有着密切的关系，心理因素是体质概念中不可缺少的内容。

第二节 壮医体质的评价

壮医通过形态结构、生理功能及心理特征等多方面体质构成要素综合评价个体的体质状况。

一、体质的评价指标

体质的评价指标包括身体的形态结构状况、身体的功能水平、身体的素质及运动能力水平、心理发育水平和适应能力等方面。

（一）身体的形态结构状况

包括体表形态、体格、体型、内部结构和功能的完整性、协调性。

（二）身体的功能水平

包括机体的新陈代谢和各器官、系统的功能，特别是心血管、呼吸系统的功能。

（三）身体的素质及运动能力水平

包括速度、力量、耐力、灵活性、协调性及走、跑、跳、投等身体的基本活动能力。

（四）心理发育水平

包括智力、情感、认知、感知、个性、性格、意志等方面。

（五）适应能力

包括对自然环境、社会环境和各种精神心理环境的适应能力，对疾病和其他损害健康因素的抵抗、调控与修复能力等。

二、理想体质的标志

理想体质指人体在充分发挥遗传潜力的基础上，经过后天的积极培育，使机体的形态结构、生理功能、心理状态及对环境的适应能力等各方面得到全面发展，处于相对良好的状态。其具体标志主要包括以下方面。

（1）身体发育良好，体格健壮，体形匀称，体重适当。

（2）面色红润，两目有神，须发润泽，肌肉、皮肤有弹性。

（3）声音洪亮有力，牙齿清洁坚固，双耳聪敏，脉象和缓，睡眠良好，二便正常。

（4）动作灵活，有较强的运动与劳动等身体活动能力。

（5）精力充沛，情绪乐观，感觉灵敏，意志坚强。

（6）处事态度积极，镇定，有主见，富有理性。

（7）应变能力强，能适应各种环境，有较强的抗干扰、抗不良制激和抗病能力。

第三章 壮医体质的形成因素

壮医认为，体质的形成是机体内环境、外环境多种复杂因素共同作用的结果，主要分为先天因素和后天因素，禀受于先天，得养于后天，并与性别、年龄、地理环境等因素有关。

第一节 先天因素

先天因素是体质形成的基础，决定着体质的相对稳定性和特异性，是人体体质强弱的前提条件。在体质形成的过程中，先天因素起着关键作用。

一、先天禀赋

先天禀赋是指小儿出生以前在母体内所禀受的一切特征。先天因素既包括父母双方所赋予的遗传性，又包括子代在母体内发育过程中的营养状态，以及母体在此期间所给予的种种影响。同时，父方的元气盛衰、营养状况、生活方式、精神因素等都直接影响着"父精"的质量，从而也会影响到子代禀赋的强弱。

子代的形体始于父母，父母的体质是子代体质的基础。父母体质的强弱使子代禀赋有厚薄之分，表现出体质的差异。在体质形成的过程中，先天因素起着决定性的作用，对人体的智力发育和体力发展具有重大的影响。先天因素为体质的发展提供了可能性，而体质强弱的现实性有赖于后天环境、营养和身体锻炼等。

二、性别差异

性别通常指男性与女性。性别差异以先天构成为基础，又与后天因素有着密切关系。男女在先天禀赋、身体形态、脏腑结构等方面存在差别，相应的生理功能、心理特征也就有区别，因此体质存在性别差异。男为阳，女为阴。男性多禀阳刚之气，体魄健壮魁梧，性格多外向、粗犷、心胸开阔；女性多禀阴柔之气，体形小巧苗条，性格多内向、喜静、细腻、多愁善感。男子以气为本，女子以血为先，女性又有经、带、胎、产等特殊生理现象，还有月经期、妊娠期、产褥期和绝经期的体质改变。

可见，男女性别不同，其遗传性征、身体形态、脏腑结构与生理功能、物质代谢及心理特征等都有所不同，体质上也必然存在着性别差异。

第二节　后天因素

后天因素是人出生之后赖以生存的各种因素的总和。后天因素可分为机体内在因素和外界环境因素两方面，机体内在因素包括饮食、劳逸、年龄、心理等，外界环境因素包括地理和社会因素。

一、饮食

饮食是人体后天营养物质的来源，是生命活动赖以生存的基础。饮食营养是决定体质强弱的重要因素之一，合理的膳食结构、科学的饮食习惯对维护和增强体质有很大影响。长期的饮食习惯和固定的膳食品种质量，可使体内某些成分的水平发生变化而影响体质。一般来说，饮食充足而精粹者，营养良好，体形多丰润，体质较好；饮食不足或粗杂者，营养较差，体形多瘦小，体质偏弱。饮食偏嗜，体内某种物质缺乏或过多，可使体内某些成分发生变化，形成有偏颇趋向的体质，甚至成为某些疾病的原因。因此，合理的膳食结构，科学的饮食习惯，适当的营养水平，方能保持和促进身体的正常生长发育，使气血旺盛，三道两路通畅，阴阳平和，三气同步，体质强壮。

另外，长期的饮食和营养状况，在一定程度上还会影响个性心理。《黄帝内经》提出，"血食之君"（以肉食为主者），"骄姿纵欲，轻人"，所以"膏粱菽藿之味，何可同也"。如游牧民族以肉食为主，剽悍粗犷；素食出家之人，淡泊和顺。

二、劳逸

劳逸是影响体质的重要因素。生命在于运动，适度的劳作或体育锻炼，可使筋骨强壮，关节滑利，气机通畅，气血调和，脏腑功能旺盛；适当的休息，有利于改善血液循环，使新陈代谢更为旺盛，废物排泄更加顺利，消除疲劳，恢复体力和脑力，维持人体正常的功能活动。劳逸结合，有利于人体的身心健康，保持良好的体质或促使病理体质向正常体质转化。过度劳作，易损伤筋骨，消耗气血，致脏腑精气不足，功能减弱，形成虚性体质；而过度安逸，长期养尊处优，四体不勤，则可使气血流通不畅，筋肉松弛，脾胃功能减退，形成瘀堵体质。

三、年龄

年龄也是影响体质的重要因素之一。人体的结构、机能与代谢随着年龄的增长而发生规律性的变化。增龄，即年龄的增长，囊括了个体生长发育和衰老的全过程，包含成熟和衰老两重意义。增龄是一个渐进过程，而且个体差异相当大，有的未老先衰，有的老当益壮。总体来说，人的生命历程都是从少儿、青年到中年再转向老年。在生长、发育、壮盛、衰老及死亡的过程中，脏腑气血由盛而衰，影响着人体生理功能，决定着人体的体质，从而决定着各年龄期对致病因素反应的能力与类型。如小儿体质生机旺盛，蓬勃生长，好比旭日初升，蒸蒸日上，称为"纯阳之体"，又因为气血脏腑阴阳尚未充分成熟，又称为"稚阴稚阳"之体；到了青春期则体质渐趋成熟，至青春期末体质基本定型；青壮年期是人体脏腑气血阴阳最旺盛的时期，因此也是体质最强健阶段；老年期脏腑生理机能减退，体质日趋下降，逐渐衰老。

四、心理

心理为感觉、知觉、记忆、思维、性格、能力等的总称。气质是个体心理特性的总和，它规定或影响着个体的各种心理活动过程。如同遇挫折，有人能坦然处之，有人却灰心丧气，这便是不同气质的表现。气质作为体质的内涵，反映了壮医学三气同步的天人合一的自然生命观；体质是气质的基础，气质是在体质形成的基础上发展而成的。气质与体质虽分别与生理和心理有关，但相互间又存在某种对应关系。一定的体质及生理特性易使个体表现出某种气质特征，而个性气质特征又影响着生理特性和体质的形成及演化，所谓"气质不同，形色亦异"。

人体的情志，泛指人的情绪和情感。情绪和情感是人对客观事物是否符合自己需要而产生的态度体验。情志的变化每每伴随着脏腑形体的变化，从而影响体质。情志活动感物而发，既不可不及，又不可太过，贵乎中节，适可而止。否则，不仅会影响体质，还会引发疾病。

五、地理

地理即地理环境，又称自然环境或自然地理环境。广义的地理环境包括整个地壳，狭义的地理环境是指存在于人类社会周围，如地质、地貌、水文、土壤、矿藏、生物等各种自然要素的总和。人们生活在不同地理环境条件下，受不同水土性质、气候类型及所形成的生活习惯等的影响而形成了不同的体质。现代科学认为，生物体中所存在的全部化学物质都来自土壤、空气和水。因为不同地域的水质与土壤的化学成分不同，土壤和岩石中的化学元素通过水的溶解或枯物的吸收和其他动物的食用，直接或间接地进入人体，从而形成了人类体质明显的地区性差异。中国幅员辽阔，人体体质的地区性差异颇为明显。南方多湿热，北方多寒燥，东部沿海为海洋性气候，西部内地为大陆性气候。因此，西北方人，形体多壮实，腠理偏致密；东南方人，体型多瘦弱，腠理偏疏松。早在《素问·异法方宜论》中就曾详细地论述过各地人的体质特征、地理环境及其资源的均一性，在一定程度上影响和控制着不同地域人类的发育，使人类体质形成了明显的地区性差异。

现代环境科学表明，当自然环境中地壳、空气、水等化学组成的变化，超过了人体的适应和调节能力时，就会影响人的体质，甚至会形成某些地方病和流行病。

六、社　会

社会环境对体质也有影响。人不仅具有生物属性，还具有社会属性。个体既能影响社会，又同时受到社会的影响。社会互动和社会化过程对体质的发展有重要作用。从宏观角度来说，社会的治与乱、历史背景、阶层、风气等都影响着生命活动，进而影响体质的形成；从微观角度来说，个体所处的社会阶层、家庭、同伴、教育等也影响着体质，特别是影响心理活动的倾向性。《黄帝内经》明确指出，布衣百姓与王公贵族性情有异，因为社会阶层在一定程度上决定或影响着个体的社会声望、职业地位、经济收入、受教育程度、机会、对自己生活的控制程度等，而这些因素对体质的形成有较大的影响作用。现代调查的数据表明，工人、农民、知识分子、干部等不同的社会群体之间，其体质在客观上存在着某些差异。因此，不同职业、不同社会角色，常表现出不同的体质差异。

七、其　他

由于现代工业的兴起和发展，环境污染日益严重，正在威胁着人类的健康，影响着居民的体质。世界各国都很重视这一问题，并寻求解决的办法，以图保护人的体质，提高人类健康水平。此外，不同的社会制度及其经济发展水平、人民生活条件、卫生设施等，也是影响人的体质的重要因素。

疾病和药物是促使体质改变的一个重要因素。一般而言，体质因疾病发生的变化多是不利方面的变化，大病、久病之后，常使体质虚弱。疾病不同，所伤不同，如肺痨（肺结核）易导致阴虚体质。可见，体质与疾病因素常互为因果；药物内服与壮医针挑、药线点灸、药浴等壮医常用外治疗法能够调整脏腑气血阴阳盛衰，用之得当，将会收到补偏纠弊的功效，使体质恢复正常；用之不当或误施，将会加重体质损害，使体质由壮变衰，由强变弱。

婚育也是影响体质的一个重要因素之一。婚育是指性生活和妇女产育。适时婚姻，适度的房事活动，有助于保持身心健康和肾精充盈，维护正常体质，若房事过度，损伤肾精，必然导致体质衰退；但长期戒绝房事，身心欲望得不到满足，又易肝郁气滞，影响体质。女性经、孕、产、乳的特殊生理功能，都以气血为物质基础。月经不调、多产、众乳等都会影响妇女的体质。现代研究也证实，女性体质虚弱、精血不足的情况无论是从程度还是从比例上都明显高于男性，这都说明生育对女性的体质有直接影响。

总之，由先天因素而形成的特定体质，往往是根深蒂固的。在同等的后天生活条件下，个体体质的强弱，主要取决于先天禀赋。但是，后天调养对体质的作用也十分重要，顺应节气，养生调摄，饮食宜有节，劳逸应适度，欲不可纵，情不可放，且祛病有方，锻炼有法，则能在先天禀赋的基础上，保持良好的体质并使之日益增强，或改善不良体质而使之由弱转强，从而达到延缓衰老、祛病延年的目的。

壮医在阴阳为本、三气同步的天人相应自然观，以及脏腑、气血、骨肉、三道两路的生理病理观的指导下，针对体质形成的各种因素，对体质的综合评价，包括生理（形态、机能、素质）和心理（心理过程和个性特征）两个主要方面，这样才能全面地反映出人的体质水平。评价一个人体质的好坏，不仅要看他的机体各器官有无疾病、机能是否正常，还要看他的心理和精神上有无缺陷，只有身心两方面都得到健康的发展，才称得上体质健全。

第四章　壮医体质的生理学基础

体质是人类个体生命过程的本质，由先天禀赋和后天获得形成，表现出较为稳定的形态结构、生理功能和心理活动综合的个体生命特性。壮医的生理病理学说，包括脏腑、气血、骨肉、三道两路等，脏腑、气血的平衡与稳定，三道两路的平和与畅通，是人体生理正常的前提。

壮医学把人体的结构分为脏腑、气血、骨肉、三道两路等四部分。它们在人体中各具不同的生理功能，但相互之间又是密切联系的。脏腑是维持人体生命活动的中心，骨骼肌肉是形态框架的基础，而气血则是由脏腑功能活动所生成，也是人体进行生理活动的物质基础，通过三道两路输送到全身，供给机体维持生命的需要，从而形成一个统一的有机整体，调节人体内外环境的平衡。故脏腑、气血、骨肉、三道两路是壮医体质形成的生理学基础。

第一节　脏腑

脏腑的形态和功能特点是构成并决定体质差异的最根本因素。在先天禀赋与后天因素的相互作用下，不同个体的脏腑功能表现各异。

壮医认为，脏腑是构成人体、维持正常生命活动的中心。壮医将位于颅内和胸腔、腹腔内相对独立的实体都称为脏腑，没有很明确的"脏"和"腑"的概念区分。壮医对脏腑的认识，主要集中在对人体的脏腑解剖研究。人们通过解剖获悉体内脏器的大体位置，并在此基础上完成脏器命名。

北宋庆历年间，在壮族聚居的广西宜州，发生了一次壮族农民起义。统治者以诱捕的方式，捕获了欧希范、蒙干等义军首领 56 人，将他们全部杀害，并命宜州推官吴简及一些医人对尸体进行解剖，绘下《欧希范五脏图》（如

图1所示），这是有记载的我国医史上第一张实绘的人体解剖图。这幅图虽然失传了，但是从尚存的一些著作中，仍可窥见它的大概。

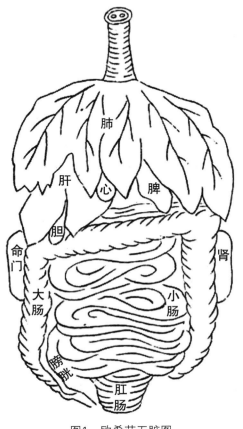

图1　欧希范五脏图

当时，吴简还做了文字记录："喉中有窍三，一食、一水、一气，互令人吹之，各不相戾。肺之下，则有心、肝、胆、脾；胃之下，有小肠；小肠下，有大肠。小肠皆莹洁无物，大肠则为滓秽，大肠之傍有膀胱。若心，有大者、小者、方者、长者、斜者、直者、有窍者、无窍者，了无相类。唯希范之心，则红而硾，如所绘焉。肝则有独片者，有二片者，有三片者。""至若蒙干多病嗽，则肺损且胆黑。欧诠少得目疾，肝有白点，此又别内外之应。其中黄漫者，脂也。"这段记录与现代观察比较虽然有部分错误，但是肝、心等内脏器官位置的描述，基本上都是正确的。特别可贵的是，图中有病理解剖的记载，如蒙干常咳嗽，肺胆黑；欧希范少年时得过眼病，肝上有白点。

　　这是历史上一次大规模的解剖事件，虽是以镇压农民起义为背景，说明北宋王朝的极端残忍，但在我国医史上还是有一定地位的。虽然在现代看来，这些解剖知识是粗浅的，但是在脏腑理论形成早期仍然起到了奠基作用，它除了为壮医学的脏腑理论提供形态学基础，还使壮医对体内脏器的功能特点有了感性认识。

　　在壮医学中，依据肉眼观察归纳出的脏腑功能认识不乏其例，如壮语称颅内容物为"坞"，含有统筹、思考和主宰精神活动的意思，称头脑为"巧坞"，"巧坞"为"上部天"，位高权重，全身骨肉气血、内脏器官都要接受"巧坞"的指挥，是名副其实的人体总指挥部。壮医将人的精神活动、语言及思考能力，归结为"巧坞"的功能。故凡是精神方面的疾病，在治疗上都要着眼于调整"巧坞"的功能。"巧坞乱"或"巧坞坏"就会指挥失灵、失误而导致其他脏腑功能失调，使三气不能同步而引发全身性的疾病甚至死亡。又如壮医对脾脏生理功能认识较晚，因长期弄不清楚其功能作用，好像是多余的被遗忘的器官，故而壮语称之为"咪隆"（意为"被遗忘的器官"）或"咪蒙隆"（意为"不知其作用的器官"）。后来在屠宰牲畜及解剖时，一再发现脾脏内藏血较多，加之人生气时叫"发脾气"，从而慢慢领悟到脾脏可能是人的气血贮藏调节库。

　　此外，壮语称心脏为"咪心头"（有脏腑之首的意思），称肺为"咪钵"，肝为"咪叠"，胆为"咪背"，肾为"咪腰"，胰为"咪曼"，胃为"咪胴"，肠为"咪虽"，膀胱为"咪小肚"，睾丸为"咪麻"，妇女胞宫为"咪花肠"。这些脏腑各有自己的功能，共同维持人体的正常生理状态，没有表里之分。当内脏实体受损伤或者其他原因引起功能失调时，就会引起疾病。与中医相比，壮医没有五行配五脏的理论，因此认为脏腑疾病也没有什么必然的生克传变模式。

第二节　气血

《黄帝内经》对气血的盛衰多寡、虚实偏颇、清浊，以及运行的流畅与滞涩等与体质差异密切联系的论述条分缕析。《灵枢·通天》认为，"凡五人者，其态不同，其筋骨气血各不等"。《灵枢·经水》云："血之清浊，气之多少，十二经之多血少气，与其少血多气，与其皆多血气，与其皆少血气，皆有大数。"《灵枢·卫气失常》论述膏、脂、众人，要求必先别其三形，其鉴别之关键是"血之多少，气之清浊"。

壮医认为，气血是人体进行生理活动的物质基础，均来源于五谷进入人体得以消化吸收的产物。如果气血亏虚或运行失常，就会出现以虚为主或以邪毒为主的体质类型。因此，气和血的多少，都影响着体质，成为构成并决定体质差异的物质基础。

壮医对气（壮语称为"嘘"）极为重视，这里主要指人体之气。气为阳，血为阴。气是动力，是功能，是人体生命活动力的表现。气虽然肉眼看不见，但是可以感觉得到，活人气息，一呼一吸，进出的都是气。有气无气，是生与死界限的标志。在这个意义上，可以说人体生命以气为原，以气为要，以气为用，有了疾病则以气为治。气是壮医临床的重要理论基础之一。壮医认为，血（壮语称为"勒"）是营养全身脏腑骨肉、四肢百骸的极为重要的物质，得天地之气而化生，赖天地之气以运行。血液的颜色、质量和数量有一定的常度，血液的变化可以反映出人体的许多生理和病理变化。刺血、放血、补血是壮医治疗多种疾病的常用方法。查验血液颜色及黏稠度的变化，是一些老壮医判断疾病预后的重要依据。

第三节　骨肉

人体形态结构上的差异是个体体质特征差异的重要部分，包括外部形态结构差异和内部形态结构差异，前者主要由体表形态等构成，后者主要由脏腑、气血、三道两路等构成。根据"司外揣内"的认识方法，以内在形态结构为基础，以外部形态结构为表征，内部形态与外部形态之间是有机的整体。

体表形态指个体外部形态的各种特征，包括体格、体型、体重、性征、体姿、面色、毛发、舌象、脉象等。壮医认为骨（壮语称为"夺"）和肉（壮语称为"诺"）构成人体的形体框架和形态，并保护人体内的脏器在一般情况下不受伤害。壮医学的骨肉理论有以下几个特点。

一是壮医对骨骼肌肉的认识由来已久。壮族民间有拾骨迁葬（二次葬）的习俗，如《宁明县志》记载，该县壮族"于殡葬三五载后，挖开坟墓，仔细拾出枯骨，俗称'拾金'，把拾出的枯骨抹拭干净，再用香火熏干，然后按一定规则纳于一瓦坛中……"此举说明壮族民间对人体解剖是有一定认识的；许多民间老壮医大都能用壮语说出人体各部骨骼的名称，壮语中也有气血及五脏六腑的叫法，亦可佐证这一观点。

二是壮族人有比较典型的骨骼特征。1956 年在来宾县麒麟山盖头洞发现的麒麟山人化石，1985 年在柳江县通天岩发现的柳江人化石，都属于旧石器时代晚期距今 5 万年左右的人类化石。以柳江人的体质特征来说，其面部低矮，塌鼻梁，颧骨较高，下巴较突，两眼深凹，是形成中的南方蒙古人种的特征，与今天壮族人的体质特征相似。1965 年在桂林市郊甑皮岩洞穴遗址发现的新石器时代的人体骨骼，经鉴定，距今约 1 万年。其体质形态继承了柳江人的特征，同属于南方蒙古人种。可见这些人类化石和文化遗址的各个阶段是相互衔接的，迄今为止，尚未发现证明这些原始人类灭绝或全部搬走的迹象，由此推断今天的壮族人是由柳江人时期的人类一代一代繁衍下来而逐渐形成的。

临床上，不论是壮医针挑、刮痧疗法，还是外科骨折接骨术，都需要有相应的解剖知识基础。壮医在长期的医学临床和解剖实践过程中认识到，骨骼本身比较坚硬，有一定的形状，可以起到支架的作用，支撑人体，使人体初步具有了现在的外形；骨骼上附着一系列的肌肉、肌腱，同时固定着一系列的内脏，对整个身体起到了支撑作用；骨肉还是人体的运动器官，骨骼、骨骶肌、骨连接是运动系统的组成部分；在运动时，骨骼还可以起到杠杆的作用，骨连接起到支点的作用，而骨骼肌则是动力器官。同时，通过骨骼围成的体表空腔，可以对往返运行于其中的谷道、水道、气道及龙路、火路起到很好的保护作用。如果骨肉损伤，可导致上述通道受阻而引发疾病。

第四节　三道两路

　　"三道"即谷道、水道、气道，"两路"为龙路、火路。谷道即食物进入人体得以消化吸收的通道（壮语称为"系根埃"）。水道为人体内水液运行、输布和排泄的通道（壮语称为"条罗林"）。气道为人体之气与大自然之气交换的通道（壮语称为"条哆嘿"）。龙路即血液在人体内运行的通道（壮语称为"啰隆"）。火路在人体内为传感之道，也称为信息通道。壮医虽然也引进了部分中医经络理论（如经筋理论），但是作为主体和特色的是三道两路理论，三道两路的核心在于"通"。

　　壮医三气同步理论主要是通过人体内的谷道、水道和气道及其相关枢纽脏腑的制化协调作用来实现的。谷道主要指食道和胃肠，主要功能包括消化吸收和排泄糟粕。水为生命之源，人体有水道进水和出水，与大自然发生最直接、最密切的联系。水道与谷道同源而分流，水谷进入谷道后，先在胃肠道被消化吸收，化生为人体所需的气血。随后，食物残渣在谷道中形成粪便，通过肠道排出体外。水道则把体内水液代谢的产物一方面形成尿液，从尿道排出体外；另一方面形成汗液，通过体表皮肤的毛孔排出体外。水道调节的枢纽在肾与膀胱。气道的进出口在于口鼻，主要功能是进气和出气，也就是吸入自然清新之气，呼出人体内的浊气，实现人与自然的气体交换。其交换枢纽脏腑为肺。气道在三道中高居上位，故邪毒入侵，气道首当其冲。三道畅通，调节有度，人体之气就能与天地之气保持同步协调平衡，即健康状态。三道阻塞或调节失度，则三气不能同步而疾病丛生。

　　龙路与火路是壮医中关于人体内虽未直接与大自然相通，但却是维持人体生机和反映疾病动态的两条极为重要的内封闭通路。壮族传统认为龙是制水的，龙路有些壮医又称之为血脉、龙脉，其功能主要是为脏腑骨肉输送营养。龙路有干线和网络，遍布全身，循环往来，其中枢在心脏。火为触发之物，其性迅速（"火速"之谓），感之灼热。火路同龙路一样，有干线和网络，遍布全身，其中枢在大脑。火路使正常人体能在极短的时间内感受外界的各种信息和刺激，并经大脑中枢的处理，迅速作出反应，以此来适应外界的各种变化，实现"三气同步"的生理平衡。

壮医认为三道两路是人体气血运行、联通内外的道路，体质不仅取决于脏腑功能活动的强弱，还有赖于各脏腑功能活动的协调，三道两路正是发挥联系沟通作用以协调脏腑功能的结构基础。体质与外部形态特征密切相关，不同的个体，脏腑气血的盛衰及三道两路的通畅程度不同，表现于外的骨骼、肌肉和形体也就存在差异。

了解人体的生理结构和功能，是认识疾病病理和人体体质的基础。只有了解正常的人体构造和功能，才能探明疾病的变化规律，从而找到正确的疾病防治方法。壮医学认识人体的途径，主要是在肉眼可见的直观的解剖知识基础上，结合长期、广泛的临床实践，观察人体在不同环境下的反应，分析比较人体的正常生理功能和异常病理变化，逐步掌握人体的生命活动规律，从而建立起壮医独特的生理病理理论——脏腑气血骨肉和三道两路学说。随着时代的发展，壮医对人体生理病理及病因病机的认识也有所进步。后来，壮医又融合古代哲学的阴阳学说，作为说理工具解释人体生理病理现象及疾病的病因病机，并逐步形成天、地、人"三气同步"及"毒虚致病"理论，从而使壮医体质学得以进一步发展和提高。

第五章　壮医体质与三道两路

壮医认为，阴阳平衡、气血通畅是理想体质的基础之一。阴阳平衡、气血通畅有赖于天、地、人三部之气的同步协调，而三气同步又主要通过三道两路的沟通调节来实现。内而脏腑气血，外而皮肤毛窍，通过三道两路的沟通联系，人体各部连结成一个有机的整体。天、地、人三部之气息息相通，协调化生，从而维持健康的体质状态。

三道两路必须保持畅通，以通为用，以通为要，以通为和，以通为顺，有了疾病则以通为治。在生理上，三道两路畅通，调节有度，人体内天、地、人三部之气畅通同步，人体之气与大自然之气同步运行，气血化生源源不断，运行输布有常，气血保持平衡，人体体质就处于理想健康状态。谷道、水道畅通，就能正常吸纳水谷精华，化生气血，及时排出糟粕；气道畅通，人体之气就能与大自然之气相交换，吸纳精华，排出浊气。壮医体质学说与三道两路理论的关系主要体现在以下几方面。

一、沟通内外

三道与外界相通，是人与外界联系的通道，人体通过三道与外界进行物质、能量、信息的交换。两路是人体内的通道，是人体内部脏腑组织联系的路径，同时，也是人体适应外界环境变化的调节枢纽。其中，火路是人体内的传感之道，使人能在极短时间内感受内外环境的各种信息和刺激，经"巧坞"的处理作出适应性调节，以此来适应内外环境的各种变化，实现"三气同步"。龙路畅通，则气血运行正常，全身得到气血的充养。

在病理上，若三道两路任一条道路瘀滞，或阻塞不通，或调节失度，均可影响三气同步，导致气血失衡。三道两路的通畅以气血均衡为条件，只有气血充盛平衡，道路才能畅通无阻。若气血失衡，或偏亢，或偏衰，或瘀滞，均可导致道路瘀滞不畅或闭塞不通，道路瘀阻又可加重气血失衡。

二、联结全身，传感信息

龙路和火路的各级支路网络遍布全身，把人体联结成整体。人体体表密布龙路和火路的网络分支，这些分支在一定部位交叉成结，壮医称为网结，又称穴位。人体体表有很多网结，是气血交汇结聚之处。三道在体表虽然没有网络分支，但是在体表一定部位常存在反应点（壮医亦称穴位），这些反应点虽然没有直接与三道相连，但却通过两路和三道相通应。因此，三道两路在体表均有相应的穴位分布，刺激这些穴位可以作用于相应的道路及脏腑，三道两路及脏腑的生理和病理变化也可以反映在体表相应的穴位上。壮医体质调理常用的外治法就是通过刺激三道两路在体表的某些穴位，达到畅通三道两路、调节脏腑、平衡气血阴阳的目的。

三、化生和传输气血水液

三道是人体气、血、水化生的通道，主气、血、水的化生。谷道、气道主化生和吸纳天地之精华，化生气血；谷道、水道主要与大自然的地气相通，水谷通过口进入谷道，在咪叠（肝）、咪背（胆）、咪曼（胰）等的配合作用下，水谷化为气血和水液。气道与大自然的天气相通，大自然之清气通过口鼻进入气道，在咪钵（肺）的作用下，气道吸纳自然界之清气，化为气血而滋养人体。谷道吸纳的水谷精微和气道吸纳的大自然清气共同构成气血化生之源。因此，谷道、气道不通畅或功能失调均可导致气、血、水液化源不足。同时，气血在气道、谷道化生后进入龙路，赖龙路的传输而循行全身，发挥滋润和濡养作用；火路传感信息，能协调配合龙路内气血的传输，水液在水道传输，同时血液内也含有水液，起到滋养人体的作用。

气血的多少影响着体质，是构成并决定壮医体质差异的物质基础，气血的亏虚或运行失常，就会出现以虚为主或以邪毒为主的不同体质类型。

四、排毒御毒

三道与外界直接相通，是抵御外毒的第一道屏障，人体脏腑组织器官在生命活动中所产生的糟粕废物及外来、内生之毒，也通过相关的道路排出体外。龙路将血液中的废物传输到肺并形成浊气，通过呼气将浊气排出体外。火路外联体表肌肤、内连脏腑，以壮医灸法、针挑疗法等刺激火路位于体表的穴位，特别是后背脊柱两侧火路主干线上的穴位，具有排毒和疏通火路气机、调节脏腑、平衡气血、恢复理想体质的作用，是壮医刮痧排毒疗法最常用的施治部位。

五、指导体质分类

毒虚致病是壮医独特的病机理论。毒是一切致病因素的总称，所谓毒，是以对人体是否构成伤害及伤害的致病程度为依据的。毒之所以致病，一是因为毒性本身与人体正气势不两立，正气可以祛邪毒，邪毒也可损伤正气，两者争斗，正不胜邪，则影响三气同步而致病；二是因为某些邪毒在人体内阻滞三道两路，使三气不能同步而致病。虚即正气虚，或气血虚，或龙路空虚，虚既是致病的原因，同时也是异常体质的反映。作为致病的两大因素之一，虚本身可以表现出软弱无力、神色疲劳、形体消瘦、声低息微等临床症状，甚至衰竭死亡。因为虚，人体内的运化能力和防卫能力相应减弱，特别容易遭受外界邪毒的侵袭，出现毒虚并存的复杂临床症状。

因各种毒的性质不同，侵犯的主要部位有别，作用的机制各异。毒进入人体后，人体对毒的抗争程度不同，在临床上就表现出各种不同的典型症状和体征，成为壮医体质分类的重要依据。

阴阳为本与三气同步学说是壮医天人相应自然观，三道两路是壮医的生理病理观。三道两路阻塞或调节失度，则三气不能同步，脏腑阴阳功能失司，就会破坏身体的健康状态甚至引发疾病。三道两路的通调畅达不仅是人体健康的基石，也是壮医体质辨识分类的基础。

壮医体质学说根据三气同步理论和毒虚致病学说，结合壮族地区环境特点及临床体质调查，在临床上将体质划分为同步质、谷道质、水道质、气道质、龙路质、火路质等6种类型。

六、指导体质调理

三道两路理论指导体质调理，体现在以下几个方面。

（一）阻断毒邪循三道两路传变

如在瘴气雾露迷蒙的早晨，壮族先民外出赶路时，常口含生姜以散邪辟秽，防止瘴毒从气道（口鼻）而入引发瘴病。若被暴雨淋湿，常以姜葱煎汤沐浴，并以姜糖煎汤热服，可驱散风寒湿邪，对气道质个体有很好的预防保健作用。

（二）疏通三道两路

壮医在调理不同体质时强调疏通三道两路，通过三道两路把毒邪排出体外，从而达到平和体质的理想体质状态。如用药线点灸治疗各种痛证，是利用温热和药效对穴位的刺激，通过三道两路的作用，调整机体状态，使毒邪化解或从三道两路排出体外。

（三）指导用药

如用调气理气药、解表药调理气道质个体，用健胃消食药、润下泻下药调理谷道质个体，用利尿通淋药调理水道质个体，用消肿止痛药、止血生肌药治疗龙路质、火路质个体等。

七、指导养生保健

三道通畅是保证人体健康的重要途径。三道通畅即谷道、水道、气道的功能保持正常，则天、地、人三气保持同步运行，人体就处于理想体质状态。

壮医认为，三道吸纳自然之气或水谷精微，扬清弃浊，对养生保健最为重要。饮食有节是保持健康的一个重要方面，广西巴马长寿老人在养生保健方面有许多可资借鉴的实践经验。巴马长寿老人的主要饮食特点为粗、杂、素、淡、鲜，不挑食、不偏食、不嗜食，良好的饮食习惯对于保持人体的谷道通畅有着重要的作用。

可以看出，三道两路理论是壮医体质分类的主要依据。三道两路重在一个"通"字。著名壮医罗家安在他的手抄本《痧症针方图解》中记载，"起风病忽然肚胀，病情危重，若有矢气为吉祥之先也"，就是强调谷道以通为顺。气道要通，气道不通则气无以进出，生命无法维持；水道要通，水道不通则水有进无出，必成尿闭或水肿；龙路要通，否则气血无以输布，人无以养；火路要通，否则内外刺激及信息无法传递。可见，对三道两路而言，"通"是最关键的，一通则百通，三道两路通，人与天地才能保持同步平衡，人才能保持理想体质的健康状态；三道两路不通，则天、地、人不能保持同步平衡，就会产生体质偏颇。

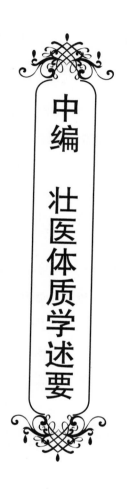

中编　壮医体质学述要

第一章　壮医体质分类

体质的差异现象是先天禀赋与后天多种因素共同作用的结果，人类体质间的趋同性是相对的，而差异性是绝对的。这种差异，既有因生存空间上存在的自然地域性差异而形成的群体差异，又有因先天禀赋、生活方式、行为习惯的不同而形成的个体差异；既有不同个体间的差异，又有同一个体不同生命阶段的差异。为了把握个体的体质差异规律及体质特征，有效地指导临床实践，就必须对纷繁的体质现象进行广泛的比较分析，然后予以甄别分类。

体质的分类方法是认识和掌握体质差异性的重要手段，中医体质分类以整体观念为指导思想，以阴阳五行学说为思维方法，以藏象及精、气、血、津液、神等理论为基础。古今中医家从不同角度对体质作出过不同的分类。《黄帝内经》提出了多种体质分类方法：按阴阳五行分类法分为 25 种体质类型；按体形特征分为肥人、瘦人、适中常人 3 类；按阴阳的多少分为少阴人、太阴人、太阳人、少阳人、阴阳平和人 5 类；按心理特征分类的有刚柔分类法、勇怯分类法、形态苦乐分类法等。张景岳等采用藏象阴阳分类法，叶天士等采用阴阳属性分类法，章虚谷采用阴阳虚实分类法等。

现代中医体质学研究多以临床体质调查为基础，根据发病群体中的体质变化、表现特征进行分类，但由于观察角度、分类方法不同，体质划分的类型、命名方法也有所不同，每一种分类下又常有不同划分方法，但其分类的基础，都是脏腑经络及精、气、血、津液结构与功能的差异。目前应用比较广的是阴阳分类法，即把人类体质大致划分为阴阳平和质、偏阳质、偏阴质三种体质类型。各型壮医体质亦存在偏阴质与偏阳质的差异。

第一节 壮医体质分类方法

阴阳为本与三气同步学说是壮医天人相应自然观，三道两路是壮医的生理病理观，毒虚致病学说是壮医的病因病机理论。三道两路阻塞或调节失度，则三气不能同步，脏腑阴阳功能失司，就会导致身体不健康以及疾病的发生。因此，谷道、气道、水道、龙路和火路的通调畅达不仅是人体健康的基石，也是壮医体质辨识分类的基础。

壮医体质学说根据壮医三气同步理论、脏腑骨肉气血和三道两路理论、毒虚致病学说，结合壮族地区环境特点及临床体质调查，将体质分为同步质、谷道质、水道质、气道质、龙路质、火路质等6种基本体质类型。其中，同步质是阴阳平和之质，是理想的体质状态。

脏腑骨肉气血和三道两路的盛衰偏颇是壮医体质的生理学基础，先天和后天因素影响体质所形成的差异，实际上是脏腑骨肉气血和三道两路阴阳之偏颇和功能活动之差异。在正常生理条件下，每个个体之间实际上存在着一定的或阴或阳的偏盛或偏衰，导致不同个体之间在生命活动表现形式上的某种倾向性和属性存在偏阴或偏阳的差异性，从而决定了人类体质现象的多样性和体质类型的出现。因此，着眼于整体生理功能和体内毒、虚的高低强弱，根据壮医阴阳为本理论，在6种壮医基本体质的基础上，运用阴阳分类方法，除同步质外，其余5种体质又可分为偏阴质和偏阳质。

第二节 壮医体质分类及特征

一、同步质

同步质是机体功能较为协调的体质类型。体形肥瘦匀称，体格健壮，性格多平和、开朗，胃纳佳，二便正常，舌质红、舌苔薄白；甲色淡红润泽，甲床厚薄均匀、光滑洁净；目诊白睛脉络较直、较短、数量少。

同步质人群，机体无明显阴阳偏颇，不易受毒邪侵袭，即使患病，也易于治疗，康复快，甚至可以不药而愈。如果调养得当，无意外伤害，无不良生活习惯，多长寿。

二、谷道质

谷道质人群机体易出现食物摄取、消化、吸收，营养精微物质传导，体内糟粕排泄等方面的障碍。其体型多肥胖丰腴，腹部肥满松软，面部皮肤油脂较多，多汗且黏，性情平和，口黏腻或甜，大便黏滞，小便短赤，舌体胖大、舌苔白腻，脉滑；甲色暗，甲床增厚、凹凸不平；白睛脉络边缘浸润混浊，界限不清。

谷道质人群易感受寒、湿、热、毒等邪气或时邪犯病，常见临床症状有呕吐、嗳气、厌食、腹泻、腹胀、腹痛、便秘等。治疗上辨毒、辨虚，以祛除毒邪、疏通谷道、调谷道之气为主。

根据毒、虚轻重强弱的不同，谷道质又可分为偏阴质和偏阳质两类。

偏阴质： 体形肥胖，腹部肥满松软；性格温和、稳重，善于忍耐。面部皮肤油脂较多，多汗且黏，胸闷，痰多，喜食肥甘甜，口黏腻或甜，舌苔腻，脉滑。

偏阳质： 形体中等或偏瘦，面垢油光，性格急躁。易生痤疮，口苦口干，身重困倦，大便黏滞不畅或燥结，小便短黄，男性易阴囊潮湿，女性易带下增多，舌质偏红、舌苔黄腻，脉滑数。

三、水道质

水道质人群易出现身体水液的摄入和化生、运输和排泄障碍，以及废物代谢障碍。其形体偏瘦，手足心热，性情急躁，外向好动，活泼，口燥咽干，喜冷饮，胃纳不佳；大便干燥，小便少；舌红少津，脉细数；甲壁薄而脆，色鲜红，月痕多，白睛脉络粗大、浅淡、色鲜。

水道质易受湿热毒邪阻滞水道，常见临床症状有口渴、口臭、尿频、尿急、尿痛、盗汗、潮热、汗出不止或不畅、浮肿等。治疗上辨毒、辨虚，多运用祛除邪毒、补虚调气、通利水道等方法。

根据毒、虚轻重强弱的不同，水道质又可分为偏阴质和偏阳质两类。

偏阴质：面色无华，头晕乏力，平素畏寒肢凉，喜热饮食，精神不振，睡眠偏多，面色白，舌淡胖嫩、苔白而润，毛发易落，大便溏薄，小便清长，脉沉迟而弱。

偏阳质：尿频量多，腰膝酸软，或烦渴，多食易饥，体形消瘦，舌质淡白、苔薄黄，脉细或细数。

四、气道质

气道质人群容易受"毒"和"虚"两方面因素的影响，导致气道功能障碍。其形体多瘦弱，面白神疲，肌肉不丰，较易出现四肢乏力，少气懒言，易自汗或四肢欠温，食少腹胀，易感冒；性格内向不稳定，胆小敏感多疑，做事不爱冒险；食少不化，或喜食甜食；大便正常或有便秘，但不干结，或大便不成形，便后仍有便意；小便正常或偏多；舌胖，有齿印，脉虚弱无力；甲淡红或苍白，软而不坚或有细小竖条纹路；白睛脉络细小、浅淡、色暗。

气道质人群素体虚弱，气血不足，容易感受痧、瘴、风、湿、寒、热、痰、瘀等邪毒。临床常见的症状有咳嗽、咳痰、咳血、鼻塞、流涕、自汗、乏力、胸闷气喘或胀闷不适等。

根据毒、虚轻重强弱的不同，气道质又可分为偏阴质和偏阳质两类。

偏阴质：形体肌肉松软不实；性格内向，不喜冒险；平素语音低弱，气短懒言，容易疲乏，精神不振，易出汗；舌淡红，舌边有齿痕，脉弱。

偏阳质：体形偏瘦；性情急躁，外向好动，活泼；手足心热，口燥咽干，鼻微干，喜冷饮，大便干燥，舌红少津，脉细数。

五、龙路质

龙路质人群易受"毒"和"虚"两方面因素的影响，使血液循行的通道瘀阻而导致机体失养。其常见特征为面色无华，形寒喜暖，唇淡口不渴，四肢不温，精神不振，性格多沉静内向，不爱饮水或只爱饮热水；大便多溏，小便清长；舌淡胖、苔白，脉沉细无力；甲色青或黑，月痕暴露少，白睛脉络细散，靠近眼球边缘。

龙路质人群以虚为主。常见临床症状有头晕乏力，心悸气短，畏寒肢冷，大便溏薄，小便清长，甚至便血或尿血。治疗上辨毒、辨虚，多运用祛除邪毒，固龙路、止血或通调龙路的方法。

根据毒、虚轻重强弱的不同，龙路质又可分为偏阴质和偏阳质两类。

偏阴质：形体肌肉松软不实；性格多沉静、内向；平素畏冷，手足不温，喜热饮食，精神不振；舌淡胖嫩，脉沉迟。

偏阳质：形体胖瘦均见；易烦，健忘；肤色晦暗，色素沉着，容易出现瘀斑；口唇暗淡，舌暗或有瘀点，舌下络脉紫暗或增粗，脉涩。

六、火路质

火路有病或其他疾病影响到火路的功能，则会削弱人体对外界信息的感知和适应能力，甚者肢体与"巧坞"失去联系而不能行动自如或完全不能行动；若火路不通或完全阻断，或火路的中枢"巧坞"不用，人体失去对外界环境变化的适应能力，就会导致疾病甚至死亡。

火路质人群容易受邪毒，主要是热毒、寒毒、湿毒、风毒的影响，造成火路对人体内部及体内外各种信息的传导障碍，而且火路受到影响后经常牵连到龙路，导致龙路障碍。火路质人群身体壮实，喜冷怕热，面赤时烦，多动少静，声高气粗，口渴喜冷饮，胃纳甚佳；大便干，小便黄。发病易化热，平素易患实热证；耐冬不耐夏，不耐受燥邪。

火路质人群临床常见症状有怕热喜冷，喜欢吃冷饮，经常脸色红赤，口渴舌燥，易烦躁，局部肢体麻木或感觉异常，各种疼痛，小便短赤，常便秘，舌红、苔黄燥少津，脉数等。治疗上辨毒、辨虚，多运用通调火路、调气补虚的方法。

根据毒、虚轻重强弱的不同，火路质又可分为偏阴质和偏阳质两类。

偏阴质： 心烦，心悸不安，或睡而不稳，或时寐时醒，头晕耳鸣，健忘，手足心热，口干津少；口唇淡红，舌质淡红，舌下脉络粗胀、色青紫，脉弱。

偏阳质： 急躁易怒，入睡困难，甚至彻夜不能入睡，或头重头痛，心烦口苦；口唇绛红、干，舌质红，脉数。

第二章　壮医体质学说的应用

壮医体质学说，旨在研究正常人体的生理特殊性，强调脏腑骨肉及三道两路的偏颇和气血的盛衰对体质形成的决定性作用，揭示个体差异的规律、特征及机理。体质的差异性在一定程度上决定着疾病的发生发展、转归预后的不同及个体对治疗的不同反应，因此，壮医体质与养生防病、病因、病机、治疗等均有密切的关系，壮医体质学说在临床诊疗中具有重要的应用价值。壮医学"三气同步"的天人相应自然观，就是体质学说在临床应用方面的体现，是人的体质与自然相一致的整体观的代表。

第一节　体质与养生

养生，贯穿于衣食住行的各个方面，故养生防病方法因体质而异。在壮医理论指导下，根据不同体质，采用相应的养生方法和措施，纠正其体质之偏，以达到防病及延年益寿的目的。如体质强壮者，应加强精神调摄，锻炼身体，可以增强体质，并注意预防疾病，防止疾病损伤人体而使体质下降；体质虚弱者，除预防疾病外，还要注意饮食起居，避免情志内伤，静神动形结合，促使体质增强。体质存在阴阳气血偏颇者，养生方法除顺应四时、形神共养、饮食调理、锻炼身体等增进身心健康外，还需兼顾体质特点。如在精神调摄方面，要根据体质偏颇采用不同的心理调节方法，以保持心理平衡，维持和增进心理健康。气道质和水道质人群，精神多抑郁不爽，神情多愁闷不乐，性格多孤僻内向，多愁善感，气度狭小，故应注意情感上的疏导，消解其不良情绪。火路质人群，精神多萎靡不振，神情偏冷漠，多自卑而缺乏勇气，应帮助其树立起生活的信心。在食养方面，体质偏阳热者，进食宜凉而忌热；体质偏阴寒者，进食宜温而忌寒；阴虚之体，饮食宜甘润生津，忌肥腻厚味、辛辣燥烈之品；阳虚之体宜温补，忌生冷寒凉之品等。

第二节　体质与病因

体质因素对某些病因的易感性具有重要意义。在疾病尚未发生或未有明确表征之前，可以通过不同的体质特征对其易患疾病进行预测，以预知可能的疾病倾向情况等，达到"未病先防""既病防变"的目的。

壮医认为，毒虚致百病，人体的疾病主要由各种毒邪引起。无论是外来之毒，还是内生之毒，都以三道两路为其传导路径。无论何种毒邪入侵或传变，均可引起三道两路一个或多个节点功能失调，使阴阳气血失衡而导致疾病的发生。外侵之毒一般通过三道侵入体内，阻滞于三道，沿三道传至两路，阻滞或破坏两路，引起相应病变；内生之毒则直接阻滞三道两路。气血失衡是疾病发生的主要病理基础之一，三道两路瘀滞不畅或功能失调是气血失衡的主要原因，气血失衡反过来又可加重三道两路的不畅和失调。三道瘀滞不畅可导致气血偏衰或偏亢，两路瘀滞不畅可导致气滞血瘀等相关疾病。

体质因素对某些病邪的易感性具有一定的规律：气道质者，易受痧、瘴、风、湿、寒、热、痰、瘀等邪毒入侵，导致气道不畅；谷道质者，易感受寒、湿、热、毒之邪，或时邪疫毒直犯谷道；水道质者，易感受湿、热之邪，致水道阻滞；龙路质者，易感受风、火、湿、热、痧、瘴等毒，或外感或内生，致龙路阻滞；火路质者，易受热、寒、湿、风之邪侵袭，致火路阻滞；小儿气血未充，稚阴稚阳之体，常易感受外邪或因饮食所伤而发病；老年人体质虚弱，多虚实夹杂，以虚为主。

第三节　体质与发病

毒虚致病是壮医病机理论。毒之所以致病，一是因为毒性本身与人体正气势不两立，正气可以祛邪毒，邪毒也可损伤正气，两者争斗，正不胜邪，则影响三气同步而致病；二是某些邪毒在人体内阻滞三道两路，使三气不能同步而致病。疾病发生与否，主要取决于正气的盛衰，而体质是正气盛衰偏颇的反映。因此，壮医体质强弱决定着疾病证候虚实。体质强壮者，正气旺盛，抗病力强，邪气难以侵袭致病；即使邪气亢盛而发病，多表现为阳证、实证。体质羸弱者，正气虚弱，抵抗力差，邪气易于乘虚侵袭而发病，多表现为阴证、虚证。发病过程中又因体质的差异，或即时而发，或伏而后发，或时而复发，且发病后的临床证候类型也因人而异。因此，人体是否感邪而发病，主要取决于个体的体质状况。

疾病的发生，除毒与正气斗争的结果外，还受环境（包括气候、地理因素、生活工作环境和社会因素）、饮食、营养、遗传、年龄、性别、情志、劳逸等多方面因素的影响，这些因素均是通过影响人体的体质状态，使机体的调节能力和适应能力下降而导致疾病的发生。此外，遗传性疾病、先天性疾病及过敏性疾病的发生，也与个体体质密切相关。这是因为不同的种族、家族长期的遗传因素和生活环境条件不同，致使体质形成差异，即对某些疾病的易感性、抗病能力和免疫反应的不同。

此外，脏腑有坚脆刚柔之别，个体对某些病因的易感性不同，因此不同体质的人的发病情况也各不相同。小儿脏腑娇嫩，体质未壮，易患咳喘、腹泻、食积等疾；老年人脏腑精气多虚，体质较弱，易患痰饮、咳喘、眩晕、心悸、消渴等病。脏气偏颇盈虚的改变，形成体内情感好发的潜在环境，使人对外界刺激的反应性增强，使情志症状的产生有一定的选择性和倾向性。

第四节 体质与疾病传变

体质可决定疾病的传变。疾病传变与否，虽与毒邪之盛衰、治疗得当与否有关，但主要是取决于体质。体质主要从两个方面对疾病的传变产生影响。

（一）体质影响正气的强弱，决定发病和影响传变

体质强壮者，正气充足，抗邪能力强，病势虽急，但不易传变，病程也较短暂。体质虚弱者，不但易于感受毒邪，而且毒邪易深入，病情多变，易发生重证或危证；若在正虚毒退的疾病后期，精气阴阳大量消耗，身体不易康复；若患某些慢性病，则病势较缓，病程缠绵，难以康复。

（二）三道两路是毒邪侵犯的部位及传变的路径

三道与外界直接相通，外毒入侵时常先犯三道，引起三道疾病，主要是因毒致病。气道质者，易受风毒、痧毒外袭，毒邪常首犯气道；谷道质者，易受湿、热、疫毒侵犯谷道；水道质者，易受湿毒、结石堵塞水道；两路质者，某些毒邪往往循皮肤而入侵犯两路。不同毒邪常循不同体质入侵人体，而且往往循体质传变。两路质者，病变部位在人体内部；三道质者，若正不胜毒，则毒进，毒邪传至两路，引起两路甚或内脏病变，两路及内脏病变病位在里，病情相对较重。例如，气道质者，易受风毒外袭，风毒初犯气道，如果治疗不及时，风毒有可能传入龙路、火路，引起血液运行或信息传感的异常等，从而导致体质转变为龙路质或火路质。

第三章　壮医体质与养生

壮族是中国人口最多的少数民族，民族语言为壮语，属汉藏语系壮侗语族壮傣语支。根据先秦至秦汉时期汉族史籍的记载，壮族源于居住在岭南地区的"西瓯""骆越"等，它是古代百越族的一支，主要分布在广西、云南、广东和贵州等地，以广西居多。壮族人民长时间居住在恶劣环境中，在长期的生活实践及与疾病作斗争的过程中认识到壮药有保健和治疗疾病的作用，进而创造了独特的养生保健方法，这些养生保健方法是壮族宝贵的文化瑰宝。

壮医药是壮族人民千百年来通过日常生产生活和实践总结出来的防病治病和养生保健方法，它是壮族传统文化的总结，也是壮医药与壮族各类文化联系、融合、渗透形成的产物。由于壮族人民聚居地的环境、气候条件特殊，以及特有的民族文化、民俗等因素，富含壮族特色的治病防病民俗在壮族民间广泛流传，壮族特殊的养生方式对当代人民的健康调理具有一定的指导作用。壮医养生法则可归纳总结为顺应自然、形神共养、调摄饮食、解毒补虚、节欲葆精等，壮医养生实践体现在饮食养生、民俗养生、经筋保健按摩养生、足部按摩养生、运动保健养生等方面。

壮医的三气同步理论表明，人是天、地二气的产物，人与天、地是不可分割的整体，天在上部主降，地在下部主升，人在中部主和，才能三气同步，生生不息。壮医认为，养生就是要顺应天地阴阳变化规律，要尊重、保护和热爱自然，与自然和谐共处，才能达到阴阳平衡、气血和调、内外和谐的健康状态。

第一节　饮食养生，调谷道

谷道质人群日常生活养生首选饮食调理，壮族人民在此方面的经验较为丰富。

壮族是我国最早种植水稻的民族之一，因地处亚热带季风气候区，常年湿润多雨，谷类、果类品种繁多。《汉书·郦陆朱刘叔孙传》有言："民以食为天。"五谷察天地之气以生长，赖天地之气以收藏，得天地之气以滋养人体。壮族日常饮食基本上以稻米、玉米为主食，以红薯、豆类为辅食，同时搭配营养均衡的水果蔬菜（如紫苏、南瓜等）来延年益寿，饮食清淡，无厚重之味，有益于身体健康。

在养生保健上，壮族人民偏爱食疗，通过调摄谷道、平衡饮食来延年益寿。壮族人民对糯米的喜爱程度较高，糯米，甘、温，壮医学认为其具有温补强壮、健脾调胃、补益中气的功效。壮族很多特色食物以糯米为原材料加工而成，如五色糯米饭是将白糯米用枫叶、红兰、乌桕树叶、黄姜、密蒙花或紫番藤等的汁液染成五种颜色后制作而成，取五色补五脏之寓意，壮族民间认为其具有消积、祛寒、助消化、防病除邪的作用。糯米又有白糯米、黑糯米、红糯米之分，各有讲究，白对脾肺，黑对肾，红对心，均具有补益功效。将养生之道渗透到日常饮食中，这是壮族人民饮食养生的特色。糯米酒也是壮族男女老少都喜欢的饮品之一，糯米酒主要是用糯米制作而成的一种酒。壮医认为，糯米酒具有补中益气、健脾利湿、活血化瘀的功效。壮族人民还会把谷物、豆类加工成糕点、药膳服用，可起到健脾胃、益肾气的作用。

对于谷道质人群，壮医十分重视调理肺、脾、肾三脏的平衡，饮食不局限于充饥，重要的是在于恢复精微物质的营养能力。壮医认为，谷道是食物消化吸收和精微输布的重要通道，通过饮食来促进谷道通畅，可以维持人体中气，使得身体处于中和状态，阴阳调和，脏腑平衡。

第二节　壮药外用，宣气道

药物养生法主要在于通气道，通过疏通腠理、宣通口鼻，通畅气道，调和营卫，驱邪祛毒，调节机体龙路、火路及气机，以达到防病治病的目的。该类方法适用于气道质人群的调理。

壮族聚居地区地处亚热带季风气候，每临端午，多恰逢雨季，即疫疠流行之时，气候潮湿炎热，每家每户都将自采的草药香药扎成药把挂置于门旁或房中，以避秽驱瘴。清代富察敦崇《燕京岁时记》云："端午日用菖蒲、艾子插于门旁，以禳不祥，亦古者艾虎蒲剑之遗意。"菖蒲有祛暑利湿的作用，能祛疫疠、防瘟疫。现代研究表明，菖蒲、艾叶含有大量的挥发油，其有效成分具有抗菌消毒的作用，并且可以杀灭空气中的病原微生物。壮族人民认为，五月雨水较多，湿毒易侵袭腠理，在端午之际饱吸百药之气，茎肥叶茂的草药熏洗，不仅可以预防疾病的发生，还可以祛除湿毒、调理体质，从而减少一年之中生病的次数。在此基础上，壮族人民发明了洗鼻的方法，即煎取某些草药液吸入洗鼻，或吸入蒸煮草药时产生的气雾以预防时疫疾病。这种方法，古代称为"鼻饮"，最早见载于汉代的《异物志》："乌浒，南蛮之别名，巢居鼻饮。"此后，历代颇多文献也有所记述。北齐《魏书》记载，"僚者，其口嚼食并鼻饮"。现代研究表明，在清水里加入具有消炎杀菌作用的药物，如盐、姜汁等，然后使其慢慢流入鼻中，可起到防治疾病的作用。

第三节　善用药膳，利水道

广西处于亚热带地区，炎热天气较多，在饮食上常食用羊肉、韭菜、辣椒、葵花籽等温燥食物，容易引起上火，脾气暴躁，因此壮族人民在炎热的季节里热衷于饮凉茶。过多偏食温燥之物或寒凉之茶，容易导致阴阳失调，在壮族地区容易形成虚热体质（水道质）。因此，壮族人民根据当地特有的壮药和食物的特性，将其组合制作成药膳服用，既可保健又可治病。如灯心草苦瓜汤、冬瓜鲤鱼汤、茅根饭豆汤、四金汤、土人参通水方等，这些药膳养身汤有利水道、通水路之功，水道质人群建议多食瘦猪肉、鸭肉、绿豆、冬瓜等甘凉滋润之品。

在药膳调理的同时，水道质人群可根据年龄和性别适当参加运动，如步行、打球等，老年人可适当散步、慢跑、打太极拳等，以通调水道、疏利气血。运动蕴含着不可忽视的祛病强身的直接效果，特别是对腰、膝、肩、肘等处肌肉的锻炼效果更为明显。

第四节　动静结合，通两路

壮族人民讲究动静结合，动则不衰，动静相宜。动静相宜、劳逸适度是生命存在的状态，也是保持身体三道两路通畅的重要因素之一。动静结合使"两路"通畅，才能使人体气血调和、内外和谐，维持人体阴阳平衡的和谐状态，达到养生防病的目的。运动劳作之余注意休息静养，动静必合乎于度，常节有余，不偏不倚，时常活动筋骨，通龙路，以达到均衡气血、强健体魄的目的。这与壮医"动则不衰，动静相宜"的养生原则相契合。

壮族先民长期赤足农耕劳作，双足乏累易抽搐，为了缓解这种不适，壮族先民常温热水浴足，认为这样有解除疲劳和安眠的作用，该法也成为足部按摩的基础。浴足是壮医治疗疾病和保健的常用方法，历史悠久。浴足是把草药加水煮热，过滤，待温度适宜时，用药液洗足或浴足。壮医认为，足底不同部位对应人体不同脏器，双足是连接人与地的通道。因此，浴足具有通调龙路和火路、清热解毒、消炎止痛、消肿祛瘀、杀虫止痒等功效，可使皮肤受热均匀，腠理疏通，血管扩张，气血流畅，从而达到治病目的。

拉筋是壮族人民生活中流行的保健活动之一，壮医认为"筋壮者强，筋舒者长，筋劲者刚，筋和者康"。通过拉伸、敲打等方式对人体筋结部位进行松解，以达到松筋理筋的效果，与现代的瑜伽有异曲同工之妙。壮医筋经疗法就是在此基础上发展、优化而来。广西宁明花山岩画是壮族人民的艺术成就和珍贵的文化遗产，岩画上的舞蹈造型表明了壮族先民擅长气功导引、喜欢舞蹈的生活习俗。壮医认为龙路是血液通道，火路是信息通道，龙路和火路是维持人体生机和反映疾病动态的两条通路，拉筋有助于疏通龙路和火路，使身体两路通畅。常通龙路，有均衡气血、强健体魄的作用，可以保持精气神平衡，身跻上寿。运动按摩法疏通人体龙路、火路，此法适用于调理火路质、龙路质人群，通过疏通两路，达到调和气血、除寒的作用。

壮族地区的饮食习惯是影响体质类型的重要因素，壮族人民平素喜好饮酒，加上天气炎热，使人体阳气发越于外，容易形成湿热偏盛的体质特点。壮族人民通过吃五谷杂粮、足浴、气功锻炼的方式疏通人体三道两路，起到健脾祛湿的作用。广西瘴雾弥漫之地常有毒蛇野兽出没，瘴疠横生，壮族先民居住于独特的干栏式建筑（如图2所示）中，该建筑以二层式居多，也有三层式，离地而居的干栏式建筑通风透气、采光好，还可以有效防瘴除湿，预防瘴气、瘟痧、湿毒、疫疠等疾病的发生，并减少虫兽伤害，体现了壮族人民顺应地域气候而居的意识，也体现了人与自然生态和谐共生的特点。结合广西的气候、壮族人民的建筑特色和养身保健的方式，可以推断出壮族人民的体质以湿和热为主。

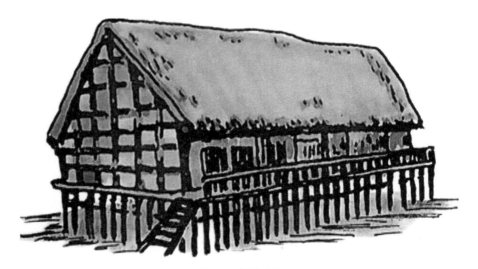

图2　干栏式建筑

　　《广西通志》记载："春夏雨淫，一岁之间，蒸湿恒多，衣服皆生白醭，人多中湿，肢体重倦，成脚气等疾。"说明壮族人民多患湿疾。湿毒是壮族地区较为重要的致病之毒，壮医中的"毒"是以对人体是否伤害致病为依据和标志。结合壮族地区的环境、气候、饮食、病因等多方面的因素，可总结出壮族人民的体质主要以谷道质居多。通过壮族人民的饮食、药膳、运动养生方法，可以看出饮食习惯、气候、地域等因素与壮族人民的体质息息相关。这些养生方法体现了壮族人民治未病的思想，也体现了壮族人民"三气同步，天人合一"的养生理念。

第四章　壮医老年体质分型

体质是由先天遗传因素和后天因素构成，个体在形态结构和功能活动方面所固有的、相对稳定的特性。每个人，包括老年人在内，都有自己的体质特点。60 岁以后就进入了老年期，人在步入老年后，机体会出现生理功能和形态学方面的退行性变化。老年人因为体质的不同，会有机能、代谢以及对外界刺激反应的生理性个体差异，也会有对某些病因和疾病的易感性的病理性差异，或者是产生病变的类型与疾病传变转归中的倾向性差异。因此，临床工作中应当把老年体质的变化作为重要体征，这也是当前养生保健的研究热点。

第一节　老年体质特点

老年人的体质特点，除个体差异性、天人一体性、相对稳定性、动态可变性、连续可测性、后天可调性等一般体质特点外，还具有其自身的一些特点。

一、以虚为本

虚是老年体质的基本特点，是指人体气血津液的减少、脏腑经络功能的减退及体内环境稳定性的降低等，这是老年体质变化规律的自然体现，而且虚症会随着年龄的增加而越发明显。《灵枢·天年》有关于老年体质的最早认识："五十岁，肝气始衰，肝叶始薄，胆汁始减，目始不明。六十岁，心气始衰，喜忧悲，血气懈惰，故好卧。七十岁，脾气虚，皮肤枯……形骸独居而终矣。"意指随着年龄的增大，人体内脏功能日趋减弱，皮肉筋骨的外表形态开始出现衰退症状（如图 3 所示）。

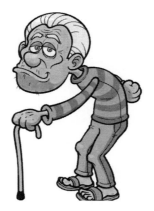

图3 年老虚衰

现代研究也证实老年体质以虚为主，而且虚衰是多系统、多器官功能的整体性逐渐减退的过程，在 60 岁以后逐渐增快。老年整体性的虚衰以脾肾虚衰为主，同时也与其他脏腑相互联系，这种关系在老年体质变化中起着重要的作用。

二、痰瘀相兼

痰是体内水液代谢障碍所形成的病理产物，成因是脏腑功能失调。瘀是指血液运行迟缓和不流畅的病理状态，在老年群体中表现为老年斑、皮肤粗糙、舌下脉络显露等体征。成因是老年人群的脏腑功能减退，内环境稳定机制减弱，更易导致水液代谢失调而生痰成瘀。大量的研究也已证实，痰和瘀是老年体质中的两个重要方面，两者关系密切，相同的表现是都有血液流变学的改变，但痰证和瘀证又有各自不同的病理变化。痰证主要表现为血液凝固性增高，瘀证主要表现为血液浓稠及循环压力升高。临床研究表明，补脾益肾能同时改善老年人的各种疾病症状和痰瘀的血液流变学指征。

三、易生抑郁

抑郁的主要表现为心境低落、思维迟缓及活动减少等。老年抑郁的临床症状常不典型，常见的是焦虑、烦躁情绪，精神运动性迟缓和躯体不适等症状，通常这些症状也较年轻患者更为明显。老年抑郁的病因目前尚不明确，通常认为与遗传、大脑结构和病理改变、生化因素、社会因素、心理因素有关。这些因素错综复杂并相互交织，对老年抑郁的发生均有明显影响。

目前，老年抑郁症发病率越来越高，而且老年抑郁普遍存在，其中焦虑约占 35%，抑郁情绪约占 20%，孤独感约占 35%，对生活不满意约占 10%，常见证候是肝肾阴虚证、肝郁脾虚证。临床观察表明，老年抑郁症患者普遍存在气虚、阴虚的症状，而且两者往往兼而有之，其成因也与老年肾精亏虚有关。一项对 1075 例 60 岁以上老年人的调研发现，有 1043 例老年人为异常体质，占 97.02%，这其中又以阳虚质和瘀滞质者为最多。

老年体质与其他年龄体质相比，异常体质居多，这是由老年人的生理特征决定的。因生理特征及饮食、起居等生活习惯的影响，加上身体脏腑功能及适应能力下降，老年人以虚性体质、易发代谢性疾病的痰瘀体质，以及抑郁病症为常见，老年体质三者并存，导致体质愈虚、痰瘀愈重，积劳成郁，互为因果，形成恶性循环，更易于诱发疾病，加速衰老。

第二节　壮医对老年体质的认识

壮医药是祖国传统医药的重要组成部分，是几千年以来壮族人民同疾病作斗争的智慧结晶。壮医认为老年人的生理特点总体表现为生理机能衰退，易导致许多慢性疾病如高血压、糖尿病、风湿性关节炎等疾病的发生。

一、三气同步的天人相应功能虚弱

壮医三气同步理论认为，人禀受天地之气而生，是万物之灵，与天地之气息息相通，受天地之气的涵养和制约，人的生、长、壮、老、已都要遵循天地之气运行的自然规律；天、人、地三气一直处于不停的运动变化之中，人生存和健康的"常度"就是天地之气的和谐一致。人体也是一个有天、地、人三气的小天地，人体的功能和各个脏腑组织由先天之气和后天之气构成，是人体抵御外邪和护卫机体的根本，人体的天、地、人三气同步运行，机体才能达到健康的状态。人体进入老年期后，由于阴阳气血逐渐亏虚，原有的阴阳平衡稳定性变得更低，推动和维持脏腑运行的功能亦随之减弱，机体调节自身平衡的功能随之降低，人体与自然界协调一致的三气同步状态逐渐失调。在气候或者环境发生变化时，人体顺应自然的能力减弱，容易遭受毒邪入侵而发生疾病。

二、三道和两路的生理调节机能衰退

三道的主要功能是保证人体各种生理活动的正常开展。进入老年期后，人体胃肠功能衰退，消化能力变差，谷道的消化吸收和营养精微输布功能减退。气道的肺活力和肺活量下降，不耐受自然界气候的变化，容易患伤风感冒等。水道的膀胱括约肌和尿道括约肌逐渐萎缩，对水液代谢的调节能力降低，抗病能力减弱等。

龙路是指人体血液运行的通路，功能是向机体的脏腑肌肉骨骼等组织输送营养。咪心头（心脏）是龙路的中枢。老年以后，随着龙路对气血的运行能力下降和约束功能减弱，就容易出现血压升高、脑部血管和心脏冠状动脉的血流量减少，以及出现皮下瘀斑等病症。火路是指人体信息传导的通路，"巧坞"（脑部）是火路的中枢，主要功能是负责机体的精神意识和思维活动。人步入老年之后，火路的中枢"巧坞"（脑部）萎缩和退化，"巧坞"（脑部）对人体意识、思维和情感的控制作用也必定下降，人就容易出现抑郁、孤独、失落等不良的情绪感受，进而表现出保守、固执、易猜忌等性格特征，这与火路的失畅密切相关。若遇不良因素刺激，易诱发多种疾病，而且患病后较难康复。

第三节　壮医老年体质分型

体质学说在临床运用中的重要内容就是体质分型。老年体质分型研究的主要问题在于改善病理性体质，防治相关疾病，从而达到延年益寿的目的。

当前较普遍的体质分型研究主要根据疾病群体中的体质变化、表现特征及与疾病的关系等方面展开。目前，老年人群常用的体质分型为正常质、阳虚质、阴虚质、瘀血质、痰湿质等5种，但这种分法偏重于虚证，未体现出老年郁证及虚、瘀、郁相兼贯穿始终的特点，不利于老年病的防治。

根据壮医三气同步理论、脏腑骨肉气血和三道两路理论、毒虚致病学说，结合壮族地区环境特点及临床体质调查，将壮医体质分为同步质、谷道质、水道质、气道质、龙路质、火路质等6种。在前期的临床调查基础和壮医理论的指导下，结合老年人虚、郁及痰瘀相兼的生理特点，按照壮医体质分型方法将老年体质初步归纳为以下6种类型，以期为人们保养生命、祛病延年提供借鉴。

一、同步质

同步质是三气同步、阴阳平和的理想体质，表现为口唇红润光泽，肌肤毛发稠密适中，目光炯炯有神，鼻色明润，嗅觉和味觉灵敏正常，精力充沛，不易疲劳，能耐寒热，睡眠、胃纳好，二便正常，舌淡红、苔薄白，脉象平和。

二、谷道质

谷道质的老年人谷道虚弱，机体易出现摄取食物、消化、吸收，营养精微物质传导，体内糟粕排泄等方面的障碍。主要表现为面色萎黄，胃脘满闷，食欲欠佳，口黏不渴或渴喜热饮，疲乏嗜睡，肢体困倦，甚或浮肿，大便溏泻，恶心欲吐，舌淡胖、苔白腻，脉濡缓。

三、水道质

水道质的老年人水道无力，易导致水液停滞体内，表现为面色无华，头晕乏力，平素畏寒肢凉，喜热饮食，精神不振，睡眠偏多，面色白，毛发易落，大便溏薄，舌淡胖嫩、苔白而润，小便清长，脉象沉迟而弱。

四、气道质

气道质的老年人气道虚弱，表现为面色、唇色淡白，易自汗，形寒肢冷，疲乏无力，易患外感，或因大肠传送无力而致便秘，或虽有便意但大便难下，小便清长，舌质淡、苔薄白，脉虚或细弱。

五、龙路质

龙路质的老年人龙路不畅，血液瘀滞，表现为肌肤口唇淡白、晦暗或有色素沉着，容易出现瘀斑，身倦乏力，少气懒言；易患疼痛，痛处不移，疼痛如刺拒按，常见于胸胁；舌淡暗或有紫斑，舌下静脉曲张，脉沉涩。

六、火路质

火路质老年人多因情志失调，思虑劳作过度，加上年老体弱，或大病之后失于调养，肾精亏损，气血不足，导致火路郁滞，巧坞失养，阴阳失调。表现为入睡困难，或睡而不稳，或时寐时醒，甚至彻夜不能入睡；急躁易怒，或头重头痛，心烦口苦；或心烦，心悸不安，头晕耳鸣，健忘，手足心热，口干津少；口唇绛红且干或淡红，舌质红或淡红，舌下脉络粗胀、色青紫；脉象可见迟脉或数脉。

现代体质相关学说认为，不同体质对同一致病因子的易感性和疾病发展的倾向性也不同。因此，把握不同群体体质的差异性，通过调理体质来防治疾病，对于未病先防、既病防变的治未病思想有重要的意义。老年人体质复杂，应当根据老年人的体质特点和不同的环境、生活习惯等特征，参考现代医学的疾病诊治经验，结合壮医基本理论和体质辨识方法，制定壮医老年体质分类标准。在此基础上，以恢复理想的同步体质为目标，进一步为老年体质制定针对性的干预策略，尤其在运用壮医特色技法和方药方面，内外治疗、饮食调养和功能运动等多种手段并用进行体质调理，扶正与祛毒并重，开展自我干预和心理调节等，充分发挥壮医药"简、便、验、廉"的优势，从整体上防治老年疾病，提高老年人群的生活质量，具有重大的社会意义和经济意义。

第五章　壮医小儿体质调理

《灵枢》指出："婴儿者，其肉脆，血少气弱。"并总结出"脏腑娇嫩，形气未充；生机蓬勃，发育迅速"的生理特点和"发病容易，变化迅速；脏气清灵，易趋康复"的病理特点。在此基础上，小儿体质学说百花齐放。"寒凉派"刘完素认为"大概小儿病纯阳，热多冷少"。温病学家吴鞠通提出稚阴稚阳之体，"古称小儿纯阳，非盛阳之谓。小儿稚阳未充，稚阴未长也"。明代万全在"滋阴派"理论基础上，提出"五脏有余不足"之说，"小儿肝常有余，脾常不足，心常有余，肾常虚，肺脏易伤"。张锡纯则提出了不同观点，在《医学衷中参西录》的少阳之体部分提出"盖小儿虽为少阳之体，而少阳实为稚阳"的观点。

第一节　壮医对小儿体质的认识

一、壮族地区环境特点

《素问·异法方宜论》记载："南方者，天地所长养，阳之所盛处也，其地下，水土弱，雾露之所聚也。"《素问·异法方宜论》述岭南地区属东亚季风气候区南部，具有热带、亚热带季风海洋性气候特点，以高温多雨为主要气候特征。《岭南卫生方》首论："岭南既号炎方，而又濒海，地卑而土薄。炎方土薄，故阳燠之气常泄；濒海地卑，故阴湿之气常盛。""阳气常泄"与"阴气常盛"较好地总结了岭南地区气候对人的影响。

壮族人群主要聚居于岭南地区南部的广西及其周边地区，属于亚热带季风气候区，山多雨足，天气炎热，人们常年喜食酸类及腐熟之物，谷道湿热，气阴易损，龙路无法制水布输于内脏骨肉，偏颇体质类型以热、湿为特点。相关调查也表明，壮族地区以阳盛体征为特点的人群居多，其次为阴盛体征（湿型体质）。结合壮族人民独特的生活习俗及疾病防治经验，壮医学者总结得出了壮族地区特有的阴盛阳盛学说及壮医三气同步理论。

在病因病机中，壮医认为，疾病的产生都是由于三道阻滞、两路壅塞。人体之气正常运行的前提是三道两路畅通，个人体质才能与天地之气保持顺应一致，天、地、人三气同步，才能保持顺应天地之气、人体健康的最佳状态。因此，三道两路的通调畅达不仅是人体健康的基石，还是壮医体质辨识分类的理论依据。

二、壮医小儿体质特点

相比于成人，气候对儿童体质的影响则更明显。《医门法律·热湿暑三气门》云："天之热气下，地之湿气上，人在气交之中，受其炎蒸，无隙可避。"广西地区常年气候炎热潮湿，加之小儿动多静少，津液外泄，极其气满冲壅，炎多中湿。湿与热交融，气蕴不透，在外不能畅达，在内通行受阻，升降不利，表现为热郁气阻之病理变化，故多见阳热证、湿热证等偏颇体质。在对岭南地区儿童群体的调查中发现，排除不同的年龄阶段、性别差异等诸多影响因素外，最为普遍的儿童体质为阴虚质，其次为湿热质，而气虚质、寒虚质、平和质相对较少。小儿本易发病，一旦外邪侵袭或内郁时邪，病情必随体质的特性而变化，易患阳热或夹湿等病证，即使感受寒邪也易从热化，可产生阳、热、实证等一系列症状，在岭南幼童疾病早期多见。

壮医认为，小儿"咪隆"（脾）、"咪胴"（胃）娇嫩，血少气弱，谷道长期被湿热之气困阻，运化水谷能力受损，无法将水谷精微和血液运输全身，故易酿成小儿气阴两虚之体质。同时，在壮族地区这种特殊气候环境下，阳气常泄，阴湿常盛，儿童体禀阴阳均未充，寒温无法自调，在外易受六邪所袭，在内易受饮食所伤，因此，壮族地区儿童体质特点为脏娇嫩、脾胃弱、易燥火、多湿温（如图4所示）。

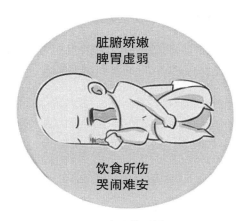

脏腑娇嫩
脾胃虚弱

饮食所伤
哭闹难安

图4　小儿体质娇弱

小儿脏腑娇嫩，稚阳稚阴未达到平衡，易导致三道两路失调，从而导致天、地、人三气不能同步而易感毒邪，病情发展迅速，易虚实及寒热不分，故小儿体质较成人更具可变性。妊娠时母体易感寒热，"咪隆"（脾）、"咪胴"（胃）运行状况及情志因素等将影响小儿的体质，衍生出小儿体质偏虚实寒热之不同。其他的影响因素，如小儿生活习性、水土环境以及饮食习惯、风俗习惯、人文环境的不同，都会间接影响体质的形成。因此，针对小儿的体质偏颇，应采取不同的处理措施，从而进行个体化调理。

第二节　壮医小儿体质调理对策

壮医认为，小儿体质具有脾胃虚弱、易燥火、多湿温，病情发展迅速，易虚实及寒热不分等特点，较成人更具可变性。在壮医基础理论和壮医体质学说指导下，结合长期的生产生活和临床实践，壮医总结出了许多针对小儿体质特点的调理对策。

一、佩药

壮医佩药防病的临床应用有着悠久的历史。选用药物佩挂于人体一定部位，利用药物的特殊气味，以达到防病治病的目的。佩药的习俗起源于壮族古代的"卉服"，对慢性病、小儿体弱多病者，选用馥郁透串性药，以丝线串系，佩挂于颈项或戴于手腕，或于胸腹佩戴药用之草木根茎，有保健防病作用，对气道虚弱，易患感冒、消化功能低下而抵抗力差的儿童更加适用。家中若有未成年孩童，则令其佩挂各种香药，如用檀香、苍术、木香等制成的药囊，不仅气味清香，还有驱虫、避瘟、防病的功能。

现代研究证明，壮医香药袋具有良好的灭菌和杀菌的作用，并能提高人体免疫球蛋白的能量，增加消化腺的分泌，增强谷道功能，提高消化酶的活力，增强自身免疫力，从而达到抗病目的。

二、药浴

药浴疗法即将壮药煎煮至沸腾后，取药液熏蒸皮肤患处，待药液温度适宜后，再用药液淋洗、浸泡患处或全身，让局部皮肤受热，使微小血管扩张，达到疏通三道两路、祛风散寒、活血化瘀、解毒消肿、除湿止痛、扶正祛邪等目的。药浴对治疗小儿感冒、泄泻、惊风、高热、盗汗、麻疹、水痘、黄疸等疾病均有显著疗效。如治疗小儿高热时，用香茅100克，柚子叶、黄皮果叶、三叉苦叶、青蒿、红龙船花叶、五月艾各50克，煎水先熏后洗；或用路边菊、土薄荷、银花藤各30克，水煎洗，均可获得显著疗效。另外，药浴对于小儿谷道质常见的疲倦乏力、饮食减少、食后胃脘不舒等症有很好的疗效，也常用于小儿疾病的防治，如预防感冒常用防风、荆芥、贯众叶、桂枝、菊花、草河车、姜、葱等药物进行药浴；防治痛证用大风艾、五加皮、当归、海桐皮、香樟草、两面针、柚子叶、柑果叶、大罗伞、小罗伞、宽筋藤等药物进行药浴。

需要注意的是，由于小儿皮肤娇嫩，不能耐受过高的温度，药浴时应控制药液温度。同时也不宜过冷，以免药液蒸气走散，有效成分散失过快。若药液温度降低过快，应加盖纱布。

三、敷贴

壮医敷贴疗法是将壮药提取物或生药细末与各种不同辅料一起制成膏糊

状制剂，并敷贴于皮肤、孔窍以治疗疾病的方法。其原理是使药物有效成分直达皮肤病灶处，通过穴位使药性经皮毛腠理而由表及里，循火路传到龙路再达脏腑，以调节脏腑气血阴阳、补虚祛毒，从而发挥疗效。敷贴疗法对小儿喘嗽、腹痛、泄泻、疳积、吐乳等病证有显著疗效。如治疗小儿腹痛时，用丁香粉、肉桂粉适量，调水成膏状敷于脐部，每次 2 小时，每日 1 次；或用肉桂、苍术各 3 克，黄连、吴茱萸、木香各 2 克，研末混匀，加米醋适量调成膏状，贴敷脐部，2 小时换药 1 次，每日 2 次，均可获得良好疗效。

四、滚蛋

滚蛋疗法（如图 5 所示）也是壮医的特色疗法，该法通过刺激龙路和火路的体表经络，疏经隧之滞，鼓舞正气，使气血平衡，天、地、人三气复归同步，正气恢复，则疾病痊愈。滚蛋疗法分为热滚法和冷滚法：热滚法是利用煮热的鸡蛋，在患儿的额头、四肢等处反复滚转来进行治疗的方法，每日 2 次，多用于小儿伤风感冒、风寒咳嗽、关节疼痛等疾病；冷滚法是利用生鸡蛋滚治疾病的方法，每日数次，每次 10 ～ 20 分钟，每个鸡蛋可连续使用 3 日，多用于治疗各种无名肿毒，如眼睛忽然红肿及皮肤肿胀、红硬发热等。滚蛋疗法对小儿发热具有显著疗效。临床在治疗小儿高热时，取去壳熟鸡蛋 2 个，用路路通、艾叶各 20 克加水煎煮，煮沸 15 分钟后取出鸡蛋 1 个，在患儿额部、两侧太阳穴、后颈、背部两侧、前胸、肘窝、腘窝、脐部等处各滚

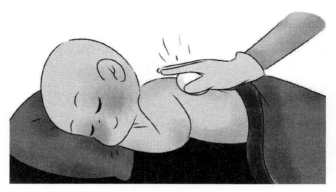

图5 小儿背部滚蛋治疗

动十多次，蛋凉后更换，两个蛋轮流滚治，直至微微汗出为止，疗效显著。

应用热滚法时，应注意温度不宜过高，避免烫伤。应用冷滚法时，应先将蛋用冷水冲洗干净。

五、食疗

常喝粥，补气养阴。在壮族农村，尤其是桂中一带，日常饮食通常是一饭三粥，晨起煮一大锅粥，早餐、中餐和午餐后的小餐都是喝粥，儿童随饿随喝，不论餐数。粥主要以五谷杂粮为原料熬煮而成，壮医根据本地区气候炎热和小儿体质多气阴两虚的特点，常在五谷杂粮内添加相应的药物做成药粥，如荷叶粥、绿豆粥、清补凉粥、莲子粥、淮山粥、百合粥、冬瓜粥、银耳粥、黄芪茯苓粥、八宝粥、薏苡仁玉米粥等。有的地方爱喝肉粥，即在粥中加入肉片、盐和少许葱姜，做成各种肉粥，如牛肉粥、鸡肉粥、鱼片粥、田鸡粥等。

喜用血肉有情之品。壮医认为，人为万物之灵，人与动物之间同气相求，血肉有情之动物可以补虚，故壮医临床上调理小儿体质时常用动物药来调气、补虚。取象比类，每种动物的脏器或特定部位，可以调节或增强人体相应脏器或特定部位的功能或机能，在临床上具有特定的用途，发挥特殊的治疗作用。壮族民间流行最广、知晓度最高、群众最认可的食疗理念是"吃什么，补什么""一方水土，养一方人"，这是壮医食疗理论的基础。如小儿疳积，壮医常用食疗方有"独脚疳猪肝汤"：独脚疳10克，猪肝30克，炖食；叶下珠猪肝汤：叶下珠根10克，铁包金10克，猪肝50克，炖食。

壮医还认为，在食物的具体运用上，要根据辨证，考虑小儿体质、自然环境、季节因素等，因人、因时、因地制宜。如对慢性偏阴质的小儿，常常选用一些温热性食物来配合有关药物，以振奋阳气，祛除寒邪，预防疾病的加重或复发。此时，多配用的食物有桂圆肉、生姜、大枣、羊肉、狗肉、牛肉等；对偏阳质的小儿，平日则可予以甘凉的食品，如生梨、生藕、香蕉、白木耳、绿豆汤等，以清热养阴生津；预防各种邪气袭表的感冒时，食葱豉粥等，可预防疾病的发生发展。

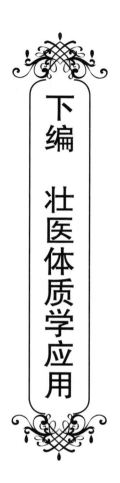

下编　壮医体质学应用

第一章　壮医各型体质的调理方法

第一节　谷道质

一、饮食调理

饮食调理可按需食用健脾化湿的食物，如将淮山、薏苡仁、陈皮、赤小豆等药物配入膳食。少食滋腻难以消化的食物及水分过多的食物，忌过食甜腻、生冷等易生痰的食物。还可以根据个体情况选用以下壮医特色药膳进行调理。

（一）二黄草根煨乳鸽

原料： 黄精 25 克，黄花倒水莲 20 克，鸡骨草 15 克，榕树气根 15 克，乳鸽 1 只，盐、葱、姜、酒各适量。

烹饪： 乳鸽去毛弃肠洗净，切成数块待用；药物洗净，放入锅内，加适量水煎沸，再用文火煎 20 分钟，去渣存汁。将乳鸽放入锅中，加盐、葱、姜、酒各适量，煮熟即可。

食用： 佐餐食用，可常食。

功效： 补气血，清热毒，除湿毒。可用于肝硬化气血亏损、毒邪未净者，症见腹部胀满（入暮较甚）、脘闷纳呆、神倦怯寒、肢冷或下肢浮肿、小便短少、面色苍黄、舌质淡紫、脉沉细而弦。

（二）白术猪肚粥

原料： 土炒白术 30 克，猪肚 1 个，粳米 100 克，生姜、油、盐等各适量。

烹饪：猪肚洗净切成小片，同土炒白术、生姜入锅，加水 4 碗，煎至 2 碗。去土炒白术、生姜，放入粳米同煮成粥，加油、盐等，稍煮片刻即成。

食用：作主食食用，分 2 ～ 3 次服完。

功效：调补脾胃，补气血。可用于慢性胃炎久病不愈者，症见食欲不振、脘腹作胀、大便溏烂、舌淡苔白、脉细等。

（三）高良姜豆蔻玉米饼

原料：高良姜 50 克，白豆蔻 50 克，玉米粉 100 克，食盐 15 克。

烹饪：高良姜、白豆蔻共研为细末，与食盐一起撒入玉米粉，充分混匀，用温水和成面团。将面团捂盖半小时后捏压成饼，下油锅煎，饼熟即可。

食用：作主食或零食，不限量，随意食之。

功效：调理脾胃，止疼痛。可用于老年人慢性消化性溃疡，症见胃痛缠绵、食欲不振、胸腹胀满、大便稀溏、腹部怕冷等。

（四）羊骨山药良姜粥

原料：羊脊骨 1000 克，鲜山药 150 克，高良姜 10 克，粳米 100 克，油、盐各适量。

烹饪：羊脊骨捣碎，加清水 2500 毫升，文火煎煮约 1 小时，去骨。以骨头汤加鲜山药、高良姜、粳米共煮成粥，酌加油、盐即可。

食用：可作主食，空腹吃，分数餐吃完。

功效：补养气血，养胃补阳。适合偏阴质谷道质人群的调理，可用于胃下垂阳气不足者，症见食欲不振、贫血、上腹怕冷喜暖、消瘦、下肢浮肿、言语无力等。

（五）飞扬凤草粥

原料：大飞扬 25 克，凤尾草 25 克，车前草 25 克，干荷叶 10 克，粳米 100 克，油、盐各适量。

烹调：前四味药水煎 2 小时，滤取药汁，加粳米按常法煮粥，粥成加油、盐调味即可。

食用：趁温热吃，分 2 ～ 3 次吃完。

功效：清热毒，祛湿毒，止泻。适合偏阳质谷道质人群的调理，可用于治疗感受热毒、湿毒引起的急性肠炎，症见泄泻腹痛、泻下急迫、粪黄臭秽、肛门灼热、烦热口渴、小便短黄、苔黄腻、脉数有力等。

二、运动调理

因形体肥胖，易于困倦，应根据自己的具体情况循序渐进，长期坚持运动锻炼，如散步、慢跑、打乒乓球、打羽毛球、打网球、游泳、练武术、跳舞等。

壮族主要的舞蹈形式属自然崇拜遗存的有蚂拐舞、铜鼓舞、擂鼓舞、闹锣；反映劳动生活的有捞虾舞、绣球舞、扁担舞、舂米舞；根据本民族爱鸟古风编创的有凤凰舞、翡翠鸟舞、斑鸠舞；由女巫表演的有天琴舞、铜链舞等。

扁担舞源于舂米劳动，最初的形式是围着木臼表演，后来发展为用竹扁担敲打板凳。壮族扁担舞摆脱了舂碓的局限，比原有形式更加活泼、自如，节奏更加多样，旋律更加动听。此舞不但能表现插秧、收割、打谷、舂米等劳动过程，而且依然保留用竹筒的敲击声作伴奏的古朴风韵。扁担舞尤其受中年妇女所喜爱，表演时人数一般是 4 人，多则 10 人为一组，或同击板凳，或互相交叉击打，此起彼伏，错落有致，舞姿健美。壮族谚语有"正月舂堂闹哄哄，今年到处禾泰丰"的说法。

舂米舞原是古骆越、西瓯人的"舂堂"，舂堂意指妇女舂米时有节律而动听的音乐，后发展为许多民族的歌舞形式。舂碓之舞古已有之，唐代刘恂在《岭表录异》中对舂米之声描述："广南有舂堂，以浑木刳为槽，一槽两边约十杵，男女间立，以舂稻粮，敲磕槽舷，皆有遍拍，槽声若鼓，闻于数里，虽思妇之巧弄秋砧，不能比其浏亮也。"

三、壮医特色疗法

（一）内治法

（1）十大功劳汤：十大功劳根 30 克，水煎服，每日 1 剂。有补虚排毒之功效，适用于胃脘痛、嗳气、腹泻等。

（2）饿蚂蟥煎剂：饿蚂蟥 30 克，水煎服，每日 1 剂。有补虚排毒之功效，适用于胃脘胀痛不适。

（3）上吐下泻汤：凤尾草 15 克，火炭母 10 克，金果榄 12 克，金银花 12 克，穿心莲 10 克，仙鹤草 20 克。水煎，每日 1 剂，分 3 次温服。有通谷道、排湿毒之功效，适用于上吐下泻。

（4）功劳祛湿止呕汤：十大功劳 15 克，大叶香薷、厚朴、白扁豆各 20 克。水煎服，每日 1 剂。有通谷道、排湿毒之功效，适用于胸闷腹胀、上吐下泻。

（5）莲珠固肠散：山药 50 克，莲子 20 克，叶下珠 15 克，鸡内金 15 克。烘干，研为细末，每次 20 克，蒸熟后加糖适量，温开水送服。有固肠补虚之功效，适用于腹泻、乏力等。

（6）凤尾草止痢汤：鲜凤尾草 100 克，鲜雷公根 100 克，鲜紫花地丁 50 克。水煎服，每日 1 剂。有祛湿排毒、通道顺气之功效，适用于痢下赤白、腹痛、头身困重等。

（二）外治法

（1）敷贴疗法。

①腹痛、腹胀：肉桂、胡椒、干姜、细辛、延胡索各适量，共研成细末，取陈醋适量调膏，分别贴于中脘、神阙、足三里等穴。

②痢疾、口噤不开：田螺 5 只，麝香 0.3 克，共捣烂敷脐部。

③里急后重、黏液脓血便：鲜鱼腥草 100 克，捣烂煨热，用布包好，敷

肛门。

（2）熨烫疗法。腹痛、腹泻，取连须葱头 30 个、生姜 15 克。捣烂炒热装入布袋，热熨胃脘部。

（3）壮医针挑疗法。腹胀、上吐下泻，取四缝穴和鱼际穴，轻挑出黄白色黏液，挤至净尽，挑口盖以消毒纱布，防止感染。四缝穴位于四指掌面近端指节横纹中央，下四缝穴位于四指掌面远端指节横纹中央，上四缝穴位于四指掌指横纹中央，不分男女，双手均挑，隔天轻挑 1 次，至病痊愈为止。

（4）壮医药线点灸疗法。腹泻、腹痛，取脐周四穴、食背、足三里、大肠俞、三阴交等穴点灸，每日 1 次，必要时可多次。

第二节　气道质

一、饮食调理

三道两路以"通"为用，宜通调气道、益气补肺，饮食不宜过于滋腻，应营养丰富而且易于消化。推荐食物有小米、红薯、山药、鸡肉、鸡蛋、黄鱼、香菇等；可以选用的补气药膳有四君子汤、人参炖鸡；可以选用的营养保健食品有蛋白质粉及富含维生素 B、松果菊提取物的食品，还可以根据个体情况选用以下壮医特色药膳进行调理。

（一）山药粥

原料：山药 30 克，粳米 200 克。

烹调：共入锅加清水适量煮粥。

食用：经常食用。

功效：补益气血，通调气道、谷道、水道。

（二）土人参橘皮茶

原料： 土人参 10 克，橘皮、茶叶各 5 克，白糖 15 克。

烹调： 前三味药洗净，共入锅，加水煎煮。水沸后再煎 15 分钟，兑入白糖即可。

食用： 代茶频饮，每日 1～2 剂。

功效： 调补气道，止咳化痰。

（三）蛤蚧土人参粥

原料： 蛤蚧 1 对，土人参 30 克，大枣 15 枚，粳米 100 克。

烹调： 蛤蚧研成细末，备用。将土人参、大枣一同放入锅内，加水煎煮取汁，用药汁与粳米共煮粥。每次吃粥时调入蛤蚧粉 5～10 克拌匀。早晚各服 1 次，每日 1 剂。

功效： 补益肺气，止咳平喘。

（四）山药五味水莲饼

原料： 干山药 500 克，薏苡仁 250 克，五味子 25 克，黄花倒水莲 100 克，紫苏梗 25 克，白糖 100 克。

烹调： 干山药与薏苡仁共研为细粉备用；五味子、黄花倒水莲、紫苏梗加适量水，煎取药液半碗，调入白糖溶化。将药液和山药薏苡仁粉拌匀成稠面糊状，分做成饼，入锅煎熟即可。

食用： 当点心或主食随意食用。

功效： 调补气血，调理气道，止咳化痰。适合偏阴质之气道质人群的调理。可用于慢性支气管炎病情平静期，症见咳嗽少痰、痰白而稀、自汗气短、纳差、大便溏泄、神疲乏力、声低懒言、面色苍白、舌质淡、苔白、脉无力等。

注：蛤蚧（大壁虎）于 2021 年列入《国家重点保护野生动物名录》，禁止非法贩卖和捕杀。

（五）不出林银耳汤

原料： 不出林 25 克，银耳 15 克，冰糖 30 克。

烹调： 将不出林洗净，用纱布包好，与银耳一起炖汤。汤成，加入冰糖溶化即可。

食用： 温服，每日 1 ～ 2 剂，连服 30 日为 1 个疗程。

功效： 抗痨毒，补肺，止咳嗽。适合偏阳质之气道质人群的调理。可用于肺结核，症见阴液不足、干咳少痰或痰中带血、潮热、盗汗、颧红、咽干口燥、舌质红、脉细数等。

二、运动调理

气道质人群宜多做户外运动，如慢走、骑自行车、打太极拳，也可以唱山歌、登高望远以舒畅情志，其中唱山歌是壮族地区最喜闻乐见的调理气道质的运动方式。气道质人群忌大运动量及用猛力和长期憋气的运动。

壮族人民以善歌著称，壮族地区山歌多、歌美，到处可听到悦耳响亮的歌声，常被称为"歌海"。每到圩日，远近几十里内的男女青年，都盛装汇集于歌圩，对唱山歌，进行社交活动，以表达友情和爱情，愉悦心情。如农历三月三日是壮族的传统歌节，壮族人民多以歌舞的形式来表达的真情实感，寓生活中的喜、怒、哀、乐于歌舞之中，既交流了思想，又得到了精神慰藉。这种生活方式能调畅情志，对预防心理因素导致的疾病是十分有效的。

壮族传统音乐主要是各种山歌调，其中有叙事用的平调，有抒发欢快情绪用的喜调等。这些山歌调能表现不同的思想感情，其旋律与歌词相结合，能在听众中产生强烈的感染力。除了单声部民歌，还有双声部和三声部民歌。各声部之间围绕着主旋律，时而平行，时而交叉，高低相衬，跌宕起伏，悦耳动听，代表曲目有《吹片木叶唱首歌》《欢》等。山歌调有独唱、重唱、领唱、合唱等演唱方式，无论是支声式、和声式或者复调式都丰富多彩，别具一格。其中靖西马隘及汉隆山歌调、田阳古眉山歌调、马山山歌调、富宁皈朝山歌调、环江山歌调尤为著名。

三、壮医特色疗法

（一）内治法

（1）鲜药汁：鲜穿心莲叶 3～5 张，鲜鱼腥草 20 克，鲜枇杷叶 2～3 张（去毛），金银花花开季节合用金银花 20 克。将药洗净，再用凉开水洗 1 次后切细，放入碾钵碾磨成浆，加凉开水 100 毫升调匀过滤，加适量白糖，即可服用。有清热润肺之功效，适用于咳嗽、咽痛、舌红苔黄。

（2）补钵止咳散：罗汉果、绞股蓝、黄花倒水莲各 100 克。共研细末，每次 10 克，每日 2 次，沸水泡饮。有调理气道、补虚排毒之功效，适用于咳嗽、气促、咳声低微等。

（3）蛤蚧平喘汤：蛤蚧、三姐妹、鱼腥草各 15 克，盐肤木、罗裙带、不出林各 10 克。水煎服，每日 1 剂。有祛毒补虚、纳气平喘之功效，适用于呼吸急促、喉间痰鸣。

（4）咽痛清补汤：岗梅根、玄参各 30 克，路边青、麦冬各 15 克，桔梗 5 克。水煎，每日 1 剂，多次缓慢含服。有祛毒补虚、滋阴通气止痛之功效，适用于咽痛、咽炎、咽痒等症。

（二）外治法

（1）滚蛋疗法：咳嗽、鼻塞、流涕、头痛、咽痛、咽痒等气道病症，取煮好的温热蛋 1 个，趁热在头部、额部、颈部、胸部、背部、四肢和手足心依次反复滚动热熨，直至微汗出为止。滚蛋后，擦干汗液，令患者盖被静卧即可。根据患者病情，用至患者热退身凉，症状缓解，以及蛋黄表面隆起的小点减少或消失为止，一般 1～2 次即可见效。

（2）针挑疗法：咳嗽、鼻塞、头痛、恶寒等，可以选用以下针挑方法中的一种。

①取百会、印堂、太阳穴及脊背第一侧线 2 ～ 10 个挑点。轻挑各点至微出血。

②取合谷、曲池、风池、太阳、头维、大椎、列缺、少商、肺俞、足三里、三阴交及颈部皮肤反应点、颈部皮下反应点。虚证、风寒用慢挑法；实证、风热用快挑法，隔日治疗 1 次。如有呼吸急促、喉间痰鸣，可以取大椎、尺泽、定喘、膻中、丰隆等穴。用三棱针挑刺尺泽穴，使出血量达 15 ～ 30 毫升，其余穴位点用三棱针将表皮纵行挑破 0.2 ～ 0.3 厘米，然后深入表皮，将皮层白色纤维样物全部挑断。此时患者稍感疼痛，一般不出血或略有出血。

（3）竹罐疗法：咳嗽、发热、乏力、胸闷不适等症状，取大椎、风门、肺俞、膏肓俞、肾俞、尺泽、膻中、肩井、丰隆、定喘等穴。肺俞、定喘、丰隆可采用刺络拔罐法，隔日 1 次。

（4）刮痧疗法：发热、胸闷不适、头痛、全身酸累等症状，可根据症状从头部、背部、胸腹部、四肢选穴实行刮疗，背部用重手法，前胸部及上肢部手法较轻柔，一般一次即可。

第三节　水道质

一、饮食调理

多食瘦猪肉、鸭肉、绿豆、冬瓜等甘凉滋润之品，少食羊肉、韭菜、辣椒、葵花籽等温燥食物，还可以根据个体情况选用以下壮医特色药膳进行调理。

（一）茅根饭豆汤

原料：白茅根 250 克，饭豆 100 克，油、盐适量。

烹饪：白茅根加适量水，煎煮 30 分钟，滤去药渣，以药液加饭豆共煮汤，豆烂稍加油、盐调味即可。

食用：吃豆喝汤，可作正餐食用。

功效： 通水道，补气血。可用于慢性肾炎水肿较甚、面色不华、纳食减少、头晕眼花。

（二）土人参蚂蚁精

原料： 土人参、黄花倒水莲各 250 克，黑蚂蚁粉 500 克，白糖 500 克。

烹饪： 将土人参、黄花倒水莲用水泡透，煎煮，每 30 分钟取药液 1 次，共煎取药液 3 次。合并药液，慢火熬至黏稠，放冷后加入黑蚂蚁粉、白糖搅匀，晒干压碎，装瓷罐内备用。

食用： 每次 10 克，每日 2 次，沸水冲化服，常服。

功效： 补气血，益肾精，通水道。可用于前列腺肥大，症见排尿费力甚至尿点滴而出，头晕眼花、腰膝酸软、舌淡、脉沉细无力。

（三）三鲜汁

原料： 鲜甘蔗、嫩藕、鲜绿豆芽各 500 克，白糖适量。

烹调： 鲜甘蔗去皮切碎，榨汁；嫩藕去节切碎，榨汁；鲜绿豆芽榨汁。三汁混合，加白糖调味即成。

食用： 代茶频饮，不拘量。

功效： 清热毒，止口渴，通水道。适合偏阳质之水道质人群的调理。对因尿路感染引起的尿频、口干口渴等症有效。

（四）灯心草苦瓜汤

原料： 灯心草 15 克，鲜苦瓜 250 克，油、盐适量。

烹饪： 苦瓜去瓤、核，切片，与灯心草一起，加水煎 20 分钟，加入油、盐调味即可。

食用： 喝汤，吃苦瓜。

功效： 清热毒，除湿毒，利水道。适合偏阳质之水道质人群食用。可用于防治尿路感染。

（五）冬瓜鲤鱼汤

原料：冬瓜500克，鲤鱼1条（约500克），砂仁10克，补骨脂10克，油、盐适量。

烹饪：鲤鱼去肠杂，将砂仁、补骨脂用纱布袋包好塞入鱼肚内。冬瓜洗净切块，与鲤鱼同放入锅中，加油、盐及水煮汤。

食用：喝汤，吃鱼肉及冬瓜，可以常食。

功效：通利水道，调气消肿。适合偏阴质之水道质人群的调理。可用于辅助治疗慢性肾炎，症见浮肿较甚、腰膝冷痛、大便溏泻、形寒肢冷、腹胀尿少、舌淡苔白、脉沉细等。

二、运动调理

水道质人群可根据年龄和性别适度运动，如年轻人可适当跑步、打球，老年人可适当散步、慢跑、打太极拳等。壮族花山岩画的人像形态（如图6所示），有壮医专家称之为"壮医乾坤掌子午功"，是一种壮族人民导引养生的锻炼方法。

花山岩画由壮族先民创作于战国至秦汉时期。有学者认为其反映了古代壮族社会生活涉及医药卫生方面的内容。从其所描绘的人像形态来看，不管

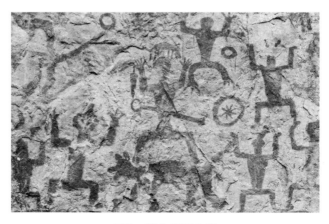

图6　花山岩画人像

是正面图还是侧面图，都与壮族典型的舞蹈动作或气功形象相契合，其中蕴藏着不可忽视的祛病强身的直接效果，特别是对腰、膝、肩、肘等处肌肉的锻炼效果更为明显。壮族舞蹈和古代五禽戏有相似的功用，即锻炼身体，增强抗病能力。而壮医花山气功既注重宏观功力，即天、地、人三气同步运行，又注意微观功力，即躯体、四肢、脏腑、气血、三道两路的同步调节，擅长养生保健和祛病康复。壮族地区由于特殊的自然地理环境而阴湿多雨，脚气、风湿、身体重着等为常见多发病症，严重影响人们的生产和生活。故壮族先民创造了这些具有通导滞着、疏利关节作用的舞蹈动作，并作为永世流传的防治疾病的方法绘制下来，这说明壮族先民很早就萌生了运动预防养生的理念。壮族人民至今仍然崇尚体育锻炼，习武强身，这是一个很好的佐证。

壮族自古以来就是个能歌善舞的民族，在贵港和西林出土的西汉早期的铜鼓上，也有许多的舞蹈形象。至今一些民间壮医在防治疾病时，还演示类似花山岩画人像的动作。因此，广泛利用舞蹈、导引、按跷、气功的方法防治疾病，是传统壮医的一大特色。

三、壮医特色疗法

（一）内治法

（1）幽扭舌草汤：白花蛇舌草 30 克，野菊花 20 克，金银花 20 克，石韦 15 克。水煎，每日 1 剂，分 3 次服。有清火祛湿排毒之功效，适用于小便短涩、心烦口渴等。

（2）四金汤：金钱草 15 克，海金沙 15 克，鸡内金 10 克，郁金 10 克。水煎，每日 1 剂，1 次顿服。服药后加饮大量开水 1000 ～ 2000 毫升，以增加尿量把结石冲出。有通淋排石之功效，适用于排尿不畅。

（3）土人参通水方：土人参 20 克，当归藤 15 克，黄芪 10 克，旱莲草 10 克，土牛膝 10 克。水煎，每日 1 剂，分 2 ～ 3 次服。有补虚理气、通利水道之功效，适用于小便不畅或不通，水肿。

（二）外治法

（1）排尿不畅，可选用壮医药线点灸疗法。取三焦俞、膀胱俞、肾俞、命门、下长强、中髎、下关元、阴陵泉点灸，有血尿者加梁丘。每日点灸1次，疗程视具体情况而定。

（2）排尿不畅或不出，可以用敷贴疗法。

①鲜大风艾30克，鲜青蒿30克，将药捣烂，用薄布包好外敷脐下2～3小时，并轻轻按摩下腹部。

②独蒜头1个，栀子3枚，盐少许，共捣烂，摊纸敷贴脐部，良久可通。

（3）水肿、小便不利，可用壮药内服外洗。

①过山枫、九节风、见风清、六月雪、枫树叶、空桐木、山苍树、十大功劳各适量。水煎，每次服1小杯，每日服1次；剩余药液洗澡，每日1剂。

②十大功劳、虎杖、满天星、芦苇、大叶鸟不站、十八症、水菖蒲、麻骨风、五爪金龙、野山桃皮刺、大钻、小钻、刺鸭脚木、柚子叶、九龙藤、大力王、六月雪、水泽兰、糯米藤各适量，水煎，每次服1小杯，每日3次，剩余药液洗澡，每日1剂。

第四节　龙路质

一、饮食调理

平时可多食狗肉、羊肉、韭菜、生姜等温阳之品，少食雪梨、西瓜、荸荠等生冷寒凉食物，少饮绿茶。还可以根据个体情况选用以下壮医特色药膳进行调理。

（一）养肝舒筋汤

原料： 女贞子15克，枸杞子15克，菟丝子10克，车前子10克，白菊花 5 克，猪脚 250 克，姜、酒、盐等调料适量。

烹调：前五味药用纱布包好，与猪脚一起放入锅，加水适量，武火煮沸后改用文火慢炖 1 小时。去药包，加入姜、酒、盐调味即可。

食用：吃肉喝汤，每日 1 剂，连服 30 日为 1 个疗程。

功效：养阴血，清热毒，祛风毒，舒筋骨。可用于中风后半身不遂，兼见患侧肢体僵硬拘挛变形、肌肉萎缩、腰膝酸软、头晕耳鸣、舌红苔少、脉细数者。

（二）天麻猪脑羹

原料：天麻 10 克，猪脑 1 个（约 200 克），油、盐、姜等调料适量。

烹饪：天麻切碎，与猪脑一起放入砂锅内，加适量清水，文火炖 1 小时左右，加入调料即可。

食用：取汤及猪脑食用，每日或隔日 1 次。

功效：清热毒，补大脑，适用于中风后半身不遂、口眼㖞斜、言语不利、头晕头痛、面赤耳鸣、舌红苔黄、脉弦有力者。

（三）鳝鱼粥

原料：鳝鱼 2 条，大米 100 克，食盐、味精适量。

烹饪：先把鳝鱼放清水里面养 2～3 日。在锅中放好米和水，鳝鱼洗去表面的脏物，在尾巴上切小段，接着整条放入锅中，让它在锅里游，使血液流出，待血流得差不多的时候，即可开火煮，煮至粥熟，加入食盐、味精等调味，再煮沸片刻即成。

食用：吃肉喝粥，每日 1 剂。

功效：益气养血，健脾利湿，活血通络。适用于妇女血虚经闭、痛经、产后体虚不复及风湿痹痛等。

（四）花生猪骨汤

原料：带衣花生仁 50 克，猪大腿骨 500 克，盐、酒、姜适量。

烹饪：花生一半炒香，一半生用，与砍好的猪骨一起，加盐、酒、姜适量，按常法炖汤。

食用：佐餐食用，分 2 ～ 3 次吃完。

功效：补血止血，通利龙路。适合偏阳质之龙路质人群的调理。可用于辅助治疗凝血功能障碍引起的皮下出血、鼻衄、畏寒肢凉等。

（五）壮阳狗肉汤

原料：狗肉 250 克，附子 15 克，菟丝子 10 克，生姜、葱、料酒、食盐、味精各适量。

烹饪：狗肉洗净，整块放入开水锅内汆透，再放入凉水，洗净血沫后捞出，切成小块；生姜、葱切好备用。将狗肉放入锅内，同姜片煸炒，加入料酒，再将狗肉、姜片一起倒入砂锅内；将附子、菟丝子用纱布装好扎紧，与食盐、葱一起放入砂锅，加清水适量，用大火烧开，文火煨炖，煮至狗肉熟烂，加入少量味精即可。

食用：吃肉喝汤，佐餐食用。

功效：补阳气，升血压。适合偏阴质之龙路质人群的调理。适用于患低血压的中老年人，症见四肢厥冷、早泄阳痿、夜尿多。

二、运动调理

龙路质人群可做一些舒缓柔和的运动，如慢跑、散步、打太极拳等，不宜剧烈运动，避免在大风、大寒、大雾天气锻炼。如条件允许，可现场观赏壮族传统体育活动拾天灯，既能强身健体，又能陶冶情操。

拾天灯是广西壮族和瑶族地区比较流行的一种传统体育活动，多在喜庆节日举行。具体方法是选择优质竹青扎成直径 50 ～ 70 厘米的圆状框架，外糊薄绵纸，底部放一盏小油灯，即成一个状如水桶的"天灯"。点燃油灯后，天灯内气温升高，天灯便徐徐升空，随风飘荡，直到油干灯灭，方缓缓下落。拾天灯多以比赛方式进行，赛时，先鸣炮三响，即点燃油灯，待天灯升空后，各参赛队（一般以村寨为单位）派出身强力壮的选手，沿天灯飘荡的方向奋力奔跑紧追天灯，最先拾到天灯的选手将会受到大家的称赞和祝贺。

三、壮医特色疗法

（一）内治法

（1）万用止血方：田七 10 克（冲服），白及 30 克，白茅根 30 克，煅牡蛎 30 克（先煎），大黄 5 克。水煎，每日 1 剂，分 3 次服。有调养龙路、祛毒止血之功效，适用于各种出血症。

（2）功劳大仙汤：十大功劳 20 克，仙鹤草 20 克，大蓟 20 克。水煎，每日 1 剂，分 2 次服。有调养龙路、补虚祛毒之功效，适用于各种出血症，伴有头晕乏力、发热等。

（3）鸡参首乌水莲汤：土党参 15 克，何首乌 15 克，黄花倒水莲 15 克，鸡血藤 15 克。水煎，每日 1 剂，分 3 次服。也可制成丸剂，药物用量可按比例酌情增加，每次服 6 ～ 9 克，每日服 2 ～ 3 次，饭前服。有通调龙路、行气通脉之功效，适用于心悸心慌、胸闷不适，伴有气短乏力、头晕目眩、手足麻木、面浮足肿、纳少便溏等。

（4）百壳牛奶方：五指牛奶 30 克，瓜蒌壳 10 克，百部 10 克。水煎服，每日 1 剂。有通调龙路和火路、止疼痛之功效，适用于胸部胀痛、倦怠乏力。

（二）外治法

（1）肢冷乏力、小便清长、头晕乏力等，可选用壮医药线点灸疗法。取风池、膻中、太冲、梁丘、手三里、曲池、风门、肺俞、内关、劳宫、合谷等穴。每日点灸 1 ～ 2 次，每个穴位点灸 1 ～ 2 壮，连续点灸 6 日。

（2）肢冷畏寒、头晕乏力、咳血、尿血可选用敷贴疗法或隔叶灸疗法。

①敷贴疗法：大蒜、食盐各适量，捣烂，敷贴双足涌泉穴，用纱布包扎固定。2～3日换药1次，连敷10日。

②也可选用隔叶灸疗法：点燃黄豆大小的艾绒，隔大风叶施灸双足涌泉穴，每日灸治1次，必要时可施灸多次，每次灸10分钟，连灸5日。

（3）胸部胀闷不适，乏力头晕可选用佩药疗法：苍术、吴茱萸、艾叶、肉桂、砂仁、白芷、石菖蒲、冰片、丹参、三七各适量，洁净处理，去除杂质，放入烘箱，在60℃下干燥，在洁净区内将药材混合粉碎至1000目（采用微粉粉碎法），每袋10克，外用透气性强的特制布袋包装后制成香囊，挂在胸前膻中穴处，每周换药1次，连续佩戴8周。

第五节　火路质

一、饮食调理

选用清补法调理。多食用清热降火食物，少吃辛辣之品。可食用一些偏凉的食物，如萝卜、梨、小米、绿豆、鸭肉、豆腐、银耳、生地黄、白芍、菊花、金银花等；清热药膳，如豆腐白菜汤、鲜藕汁饮野苋菜汤；营养保健食品，如富含β–胡萝卜素、维生素E、维生素C和硒的食品，还可以根据个体情况选用以下壮医特色药膳。

（一）二藤全蝎炖甲鱼

原料：鸡血藤20克，鸡矢藤20克，全蝎5克，甲鱼肉250克，料酒20毫升，姜10克，葱15克，盐5克。

烹饪：前两味药洗净切段，加水煎取浓汁，即二藤汁；全蝎烘干后研成细粉；新鲜甲鱼肉洗净，均匀地抹上研好的全蝎细粉及料酒、盐，放入炖锅内，加入姜、葱、二藤汁及适量水。先用武火煮沸，再用文火炖煮60分钟即成。

食用： 吃肉喝汤，每日 1 次。

功效： 补阴血，祛风毒，通火路。适合偏阴质之火路质人群的调理。适用于面神经麻痹体质偏弱、阴血不足者。

（二）杞子炖羊脑

原料： 枸杞子 30 克，羊脑 1 具，生姜 5 片，油、盐各适量。

烹调： 羊脑洗净，去筋膜，与枸杞子、姜片一起放入砂锅内加适量水，文火炖煮 2 小时，加油、盐即成。

食用： 佐餐食用，喝汤吃羊脑，连用 10 日为 1 个疗程。

功效： 补巧坞（大脑），益精血，止疼痛。适合偏阴质之火路质人群的调理。适用于精血亏虚者，症见头痛、眩晕、失眠、健忘、面色不华等。

（三）菊花钩藤决明茶

原料： 白菊花 10 克，钩藤 10 克，山楂 10 克，决明子 10 克，绿茶 3 克，冰糖适量。

烹调： 前四味药水煎，滤取药液约 500 毫升，冲泡绿茶，调入冰糖即可。

食用： 温饮，不拘时。

功效： 清内生热毒，调巧坞（大脑）。适合偏阳质之火路质人群的调理。可治疗热毒内生致巧坞（大脑）功能受干扰而引起的眩晕，症见头痛头晕（常因情绪激动如愤怒、烦躁、过度高兴而诱发）、失眠多梦、口苦口干、舌红苔黄、脉弦。

（四）百合柏仁粥

原料： 百合 20 克，柏子仁 15 克，夏枯草 15 克，粳米 100 克，油、盐各适量。

烹饪： 前三味药水煎，滤取药液，与粳米入锅，按常法煮粥。粥成，调入油、盐即可。

食用： 分 2～3 次温食。

功效： 调理巧坞，清热毒，安心神。适合偏阳质之火路质人群的调理。可治疗妇女更年期失眠、头痛眩晕、烦躁易怒、舌红苔黄、脉细数等。

二、运动调理

火路质人群可以适当选择一些有氧运动，如太极拳、太极剑、气功等动静结合的传统体育项目，锻炼时要控制出汗量，及时补充水分，不宜大汗淋漓。投绣球是较适合火路质人群参与的一项壮族体育活动。投绣球是广西壮族地区的一项传统体育活动，多在农闲或喜庆节日时进行，既起到娱乐的作用，又能锻炼和提高人的体力、灵敏度及反应速度，还能培养果断、坚毅、自信、积极向上的品质，陶冶美好高尚的情操。

先用绸布或花布缝制直径为 5～6 厘米的圆球形袋，袋内填装豆类或沙子，重约 150 克，彩球底部缝 5 条长约 5 厘米的穗带，顶部连接一根长约 90 厘米的飘带。在赛场中央竖一根高 9 米的杆，杆顶安装 1 个直径 1 米的投球圈。每个参赛队 10 人，男、女各 5 人。比赛时，作相向对投，左手稍用力将绣球上抛，同时右手向后拉飘带，开臂，顺时针甩动绣球，同时蹬腿，送髋，伸臂送腕，重心前移，当绣球绕至前上方时，顺着球的惯性将球以合适的角度抛出，左臂自然平屈于胸前。球穿投过圈即得 1 分，投中多者为胜。

三、壮医特色疗法

（一）内治法

（1）龙虎止麻汤：宽筋藤 20 克，通城虎 10 克，过江龙 10 克，丢了棒 10 克，威灵仙 10 克。水煎，每日 1 剂，分 3 次服。有调气补虚、祛毒通络之功效，适用于头部、肢体或局部麻木，呕恶欲吐等。

（2）血马胎汤：鸡血藤 15 克，伸筋草 15 克，半枫荷 10 克，走马胎 10 克，九节茶 10 克。水煎，每日 1 剂，分 3 次服。有补虚排毒、通调三道两路之功效，适用于肢体麻木、身体困重、腰背酸痛、头晕目眩等。

（3）天王健皮汤：当归藤 15 克，杜仲 15 克，羊耳菊 10 克，千年健 10 克，五加皮 10 克，天麻 10 克。水煎，每日 1 剂，分 3 次服。有补虚排毒、通调三道两路之功效，适用于肢体麻木、萎软无力、头晕目眩、咽干耳鸣等。

（二）外治法

（1）局部麻木，伴有身体困重、腰背酸痛等，可以选用壮药外洗疗法：寮刁竹 10 克，透骨消 20 克，通城虎 30 克，下山虎 20 克，路路通 20 克。煎水外洗，每日 1 剂，每日洗 2～3 次，15 日为 1 个疗程。

（2）局部麻木可以用壮医针刺疗法：用绣花针蘸少许硫黄粉（似芝麻大小）于灯上燃烧，立即刺入患处皮下或穴位（不可太深），反复多次。

（3）头晕头痛，烦躁易怒，伴有身体困重、局部麻木等症，可以采用壮医药物竹罐疗法：上肢感觉异常者，取患侧颈肩部的新设、肩中俞、肩井、天宗、胸段脊柱中线及其两侧膀胱经内侧循行线上诸穴，以及患肢的肩髃、手三里、足三里、三阳络、外关、鱼际、中渚、曲泽、尺泽、郄门、劳宫等。下肢感觉异常者，取腰骶段脊柱正中线及其两侧膀胱经内侧循行线上诸穴，患侧臀部和下肢的环跳、风市、腰阳关、阳陵泉、悬钟、承扶、殷门、委中、承山、昆仑、血海、地机、三阴交、涌泉等。上述穴位须交替应用，每次 5～10 个，留罐 10～15 分钟，每 1～2 日施术 1 次。

（4）对于有上述综合症状，体质较虚弱者，也可采用壮医内外兼治法。

①鸡蛋 1 个，煮熟取出蛋白趁热敷脐部，每夜 2 次，连敷 3 夜。另取鸡肉适量，加酒炖服。

②五加皮 50 克，旱莲草 50 克，花椒 30 克，金不换 50 克，高良姜 30 克。水煎外洗患处。另用八角粉少许和鸡蛋清煮熟拌匀擦患处，每日 1 次，15 日为 1 个疗程。

③用绣花针蘸少许硫黄粉（似芝麻大小）于灯上燃烧，立即刺入患处皮肤或穴位（不可太急），每日 1 次，7 日为 1 个疗程。

第二章　体质调理常用壮药与验方

第一节　气道药

气道药是指具有通调气道、发散表邪、止咳平喘等功效，主要用于调理气道质人群的壮药。

气道药药性有寒温之别，以辣味、苦味为主，根据祛邪毒和调气机功效强弱的不同，又可以分为通气道药和调气道药，主要适用于气道质人群常见的伤风、感冒、咳嗽、哮喘等病证。部分壮药兼有利咽喉、解热毒、止呕、化痰、通龙路和火路、利水等功效，还可用于痈肿、疔疮、呕吐、咽痛、咳嗽、咯痰、风湿骨痛、跌打损伤、水肿等病证。

一、通气道药

通气道药性寒或温，多具有辣味，以通调气道、祛风解表为主要功效，主要用于伤风、感冒疾病，以恶寒、发热、鼻塞、流涕为辨证要点。

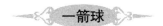

一箭球

【来源】为莎草科植物单穗水蜈蚣 *Kyllinga cororata*（L.）Druce 的全草。

【性味功效】辛、微甘，平。通气道、龙路，祛风邪热毒，止咳除瘀，凉血止血，截疟，杀虫止痒。

【主治】伤风咳嗽，咽喉肿痛，疟疾，毒蛇咬伤。

【用法用量】水煎服，10～30 克；外用适量。

【验方】①感冒、咳嗽：一箭球 10 克，忍冬叶 20 克，蔓荆子 6 克，连翘 10 克，称星树根 15 克，水煎服。

②痈肿：一箭球 10 克，黄花稔 25 克，野芙蓉根皮 20 克，捣烂外敷患处。

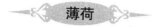

薄荷

【来源】为唇形科植物薄荷 *Mentha canadensis* Linnaeus 的全草。

【性味功效】辛，凉。散风热，通气道，清利咽喉，透疹止痒。

【主治】风热感冒、咽痛、风疹、麻疹等。

【用法用量】水煎服，5～10 克。

【验方】①感冒发热、头痛、鼻塞：薄荷、野菊花、山芝麻、两面针各 10 克，金银花 12 克，水煎服。

②咽喉痛：薄荷、南板蓝根、白茅根、山豆根、淡竹叶、葫芦茶各 10 克，水煎服。

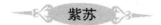

紫苏

【来源】为唇形科植物紫苏 *Perilla frutescens*（L.）Britt. 的全草。其叶为苏叶，其梗为苏梗，其子为苏子。

【性味功效】辛、甘，温。通气道，发表邪，散寒毒；通谷道，和胃安胎。

【主治】风寒感冒，咳嗽，呕吐。

【用法用量】水煎服，5～10 克。

【验方】①外感风寒：紫苏、黄皮果叶各 10 克，生姜 3 片，水煎服。
②妊娠呕吐：紫苏 10 克，陈皮 6 克，生姜 3 片，水煎服。

岗梅根

【来源】为冬青科植物秤星树 *Ilex asprella*（Hook. et Arn.）Champ. ex Benth. 的根。

【性味功效】苦、甘，寒。通气道，解热毒，祛瘀肿。

【主治】发热，热痢，咽喉痛，肺痈，疖疮，跌打损伤，津伤口渴。

【用法用量】水煎服，15～30 克；外用适量，捣烂敷患处。

【验方】①肺痈：岗梅根 250 ～ 500 克，水煎，连服数次。

②痔疮出血：岗梅根 400 克，去皮切碎，煮猪肉食。

③流感、感冒高热、急性扁桃体炎、咽喉炎：岗梅根 15 ～ 50 克（鲜品 50 ～ 100 克），水煎服。

④小儿百日咳：岗梅根 50 克，白茅根 50 克，水煎，酌加蜂蜜兑服。

玉叶金花

【来源】为茜草科植物玉叶金花 *Mussaenda pubescens* W. T. Aiton 的茎、叶和根。

【性味功效】甜、微苦，凉。通气道，清热毒，除湿毒，解痧毒，调龙路、火路。

【主治】感冒，咽痛，咳嗽，中暑，吐泻，水肿，带下。

【用法用量】水煎服，15 ～ 30 克；外用适量。

【验方】①感冒、预防中暑：玉叶金花茎、叶 60 ～ 90 克，黄荆叶 30 ～ 45 克，水煎，分 3 ～ 4 次服。

②湿热小便不利：玉叶金花茎、叶 30 克，银花藤 60 克，车前子 30 克，水煎服。

③急性胃肠炎：鲜玉叶金花茎、叶 30 ～ 60 克，水煎服。

④烧烫伤、毒蛇咬伤：鲜玉叶金花叶 100 ～ 200 克，水煎洗患处。

金银花

【来源】为忍冬科植物忍冬 *Lonicera japonica* Thunb. 的花蕾。

【性味功效】甜、苦，寒。通气道，清热毒，除痧毒，凉血止痢。

【主治】痈疮肿毒，咽喉肿痛，瘰疬，鼠疮，痧症，痢疾。

【用法用量】水煎服，9 ～ 30 克；外用适量，研末敷患处或水煎洗患处。

【验方】①痢疾：每日取金银花 25 克，红痢以蜂蜜水调服，白痢以红砂糖水调服。

②痈疽初起：金银花 250 克，水 10 碗煎至 2 碗，顿服。

③肠痈：金银花 90 克，甘草 9 克，当归 60 克，地榆 30 克，麦冬 30 克，玄参 30 克，薏苡仁 15 克，黄芩 10 克，水煎服。

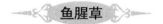

鹅不食草

【来源】为菊科植物石胡荽 *Centipeda minima*（L.）A. Br. et Aschers. 的全草。

【性味功效】辛，温。祛风散寒，通利气道。

【主治】风寒感冒、气管炎、鼻炎、咽喉炎、蛇伤等。

【用法用量】水煎服，10 ～ 15 克；外用适量。

【验方】①感冒、气管炎：鹅不食草、紫苏、鱼腥草、生姜各 15 克，水煎服。

②鼻炎：鹅不食草、苍耳子、薄荷、两面针各 10 克，水煎服。

鱼腥草

【来源】为三白草科植物蕺菜 *Houttuynia cordata* Thunb. 的带根全草。

【性味功效】辛，寒。通气道，调谷道，清热解毒排脓，利尿消肿。

【主治】扁桃体炎、气管炎、肾炎等。

【用法用量】水煎服，10 ～ 20 克，鲜品 100 克。

【验方】①咽喉炎、气管炎：鱼腥草、半枝莲、蒲公英各 20 克，白茅根 10 克，水煎服。

②百日咳：鱼腥草 15 克，一箭球 10 克，水煎代茶饮。

二、调气道药

本节壮药性平或凉，多具有苦、辣味，以调畅气道、止咳润肺、纳气平喘为主要功效，主要用于伤风、咳嗽、气喘等病证，以咳嗽、痰少、咽痛为辨证要点。

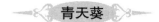

罗汉果

【来源】为葫芦科植物罗汉果 *Siraitia grosvenorii*（Swingle）C. Jeffrey ex Lu et Z. Y. Zhang. 的果实。

【性味功效】甘，凉。通调气道，清肺止咳，生津润肠。

【主治】百日咳，痰火咳嗽，咳血，便血，便秘。

【用法用量】水煎服，10～30克。

【验方】①咳嗽：罗汉果20克，猪肺100克，炖服。

②便秘：罗汉果30克，开水浸泡，早晚空腹服。

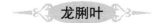

青天葵

【来源】为兰科植物毛唇芋兰 *Nervilia fordii*（Hance）Sehltr. 的全草。

【性味功效】甘，凉。通调气道，润肺止咳，通龙路，除瘀血。

【主治】肺痨，痰火咳血，瘰疬，肿毒，跌打损伤。

【用法用量】水煎服，9～15克；外用适量。

【验方】①咳嗽：青天葵叶10克，水煎加雪梨汁服。

②口疮、急性喉头炎：鲜青天葵全草1株，生嚼含服。

龙脷叶

【来源】为大戟科植物龙脷叶 *Sauropus spatulifolius* Beille 的叶。

【性味功效】淡，平。调气道，润肺，止咳，平喘。

【主治】气管炎、咳嗽等。

【用法用量】水煎服，5～15克。

【验方】①气管炎、咳嗽：龙脷叶、枇杷叶、鱼腥草各15克，水煎服。

②痰火咳嗽：龙脷叶和猪肉煎汤服。

③急性支气管炎、上呼吸道炎、支气管哮喘：龙脷叶10～15克（鲜品30～50克），水煎服。

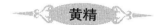

猫爪草

【来源】为毛茛科植物猫爪草 *Ranunculus ternatus* Thunb. 的块根。

【性味功效】甘、辛，温。滋阴润肺，治瘰疗瘰。

【主治】肺痨，瘰疬，瘴疟。

【用法用量】水煎服，15 ～ 30 克；外用适量。

【验方】①淋巴结结核、瘰疬：猫爪草根 10 ～ 15 克，水煎，冲糯米酒服，同时用鲜草适量捣烂外敷；溃烂者，用根研粉，撒布患处。

②肺结核：猫爪草 100 克，水煎，分 2 次服。

黄精

【来源】为百合科植物黄精 *Polygonatum sibiricum* Delar. ex Redoute、滇黄精 *Polygonatum kingianum* Coll. et Hemsl.、多花黄精 *Polygonatum cyrtonema* Hua 的根茎。

【性味功效】甘，平。滋补阴液，润肺补血，强壮筋骨。

【主治】肺痨咳血，病后体虚，虚损寒热，风湿骨痛，糖尿病，高血压病。

【用法用量】水煎服，10 ～ 15 克（鲜品 30 ～ 60 克）；或入丸散剂，熬膏。外用适量，水煎洗，熬膏涂，或浸酒搽。

【验方】①肺结核、病后体虚：黄精 50 克，水煎服或炖猪肉食。

②脾胃虚弱、体倦无力：黄精、党参、山药各 50 克，蒸鸡食。

③小儿下肢痿软：黄精 50 克，冬蜜 50 克，炖服。

④胃热口渴：黄精 20 克，熟地黄、山药各 15 克，天花粉、麦门冬各 10 克，水煎服。

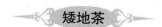

矮地茶

【来源】为紫金牛科植物紫金牛 *Ardisia japonica*（Thunberg）Blume 的全草或茎叶。

【性味功效】苦、平，寒。理气镇咳，祛痰平喘，活血散瘀，利尿排毒。

【主治】慢性气管炎，肺结核，劳伤吐血，小儿疳积，痢疾，黄疸型肝炎，跌打肿痛，急慢性肾炎，高血压病，疝气，肿毒。

【用法用量】水煎内服，10 ～ 30 克。

【验方】①肺结核、支气管炎、咯血、呕血、慢性肝炎、流行性感冒、尿路感染：矮地茶全株 5 ～ 10 克，水煎服。

②肺痈：矮地茶 50 克，鱼腥草 50 克，水煎服。

③跌打胸部伤痛：矮地茶全草 50 克，米酒、水各半煎服。

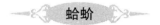

蛤蚧

【来源】为壁虎科动物大壁虎 *Gekko gecko* Linnaeus 除去内脏的干燥品。

【性味功效】咸，平。壮肾阳，益精血，补气，定咳喘。

【主治】虚劳喘咳，肺虚咳嗽，肾虚作喘，肾虚阳痿，遗精，糖尿病，神经衰弱。

【用法用量】水煎服，5 ～ 10 克；研末冲服，每次 1 ～ 2 克；浸酒服，1 ～ 2 对。

【验方】①咳嗽吐血：蛤蚧 2 条，白及 100 克，焙干，共研细末，每日早晚各服 1 次，每次 9 克，温开水送服。

②男子肾虚、性功能减退或阳痿：生蛤蚧 4 条，用 40 度米酒 2500 毫升浸泡，3 个月后饮酒，每日 2 次，每次 20 毫升。

土人参

【来源】为马齿苋科植物土人参 *Talinum paniculatum*（Jacq.）Gaertn 的根。

【性味功效】甘，平。补虚损，调气道，润肺止咳，清热敛汗，调经止带。

【主治】肺痨，燥热咳嗽，潮热盗汗，脾虚劳倦，头晕目眩，月经不调，白带多，腹泻。

【用法用量】水煎服，30 ～ 60 克；外用适量，捣敷。

【验方】①病后虚弱、老年体弱：土人参根与鸡肉或猪脚各适量煲服。

②虚劳咳嗽：土人参、隔山撬、通花根各适量，加冰糖炖鸡服。

③脾虚泄泻：土人参 30 ～ 50 克，大枣 15 克，水煎服。

④盗汗、自汗：土人参 100 克，猪肚 1 个，炖服。

第二节 谷道药

谷道药是指具有调畅谷道、消食健脾等功效，主要用于调理谷道质人群体质的壮药。

谷道药以甜味、酸味为主，性平或凉，以通调谷道、健脾消食为主要功效，根据祛邪毒和调气机功效强弱的不同，又可以分为通谷道药和调谷道药，主要适用于谷道质人群常见的食积、胃脘痛、泄泻、呕吐、便秘、痢疾等病证。部分壮药兼有健脾开胃、清热解毒等功效，还可用于脾虚纳呆、痈疮肿毒等病证。谷道药还可根据不同体质配伍调气药、补虚药，以通畅气机、强壮脾胃。

一、通谷道药

通谷道药多甘、酸或辛，性平或凉，主要适用于谷道质人群常见的食积、胃脘痛、泄泻、呕吐、便秘、痢疾等病证的调理。

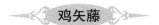

鸡矢藤

【来源】为茜草科植物鸡矢藤 *Paederia scandens*（Lour.）Merr. 的全株。

【性味功效】甘、酸，平。通谷道，祛风毒，活血止痛。

【主治】气虚浮肿，肝脾肿大，肚腹疼痛，腹泻痢疾，风湿疼痛，跌打损伤，瘰疬，疮痈肿毒。

【用法用量】水煎服，10 ～ 20 克；外用适量。

【验方】①食积腹泻：鸡矢藤 50 克，水煎服。

②气郁胸闷、胃痛：鸡矢藤根 50 ～ 100 克，水煎服。

③红痢：鸡矢藤根 200 克，路边姜 100 克，炖瘦猪肉服。

④阑尾炎：鲜鸡矢藤根或茎叶 50 ～ 100 克，水煎服。

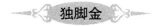

独脚金

【来源】为玄参科植物独脚金 *Striga asiatica*（L.）O. Kuntze. 的全草。

【性味功效】甘、淡，平。健脾消食，消虫除疳。

【主治】小儿消化不良、疳积等。

【用法用量】水煎服或蒸瘦肉吃，5 ～ 10 克。

【验方】①小儿疳积：独脚金 10 克，塘角鱼（胡子鲶鱼）1 条，或与猪肝、瘦肉共蒸食。

②小儿消化不良、黄疸型肝炎、失眠：独脚金 6 ～ 9 克，水煎服。

③夜盲：独脚金干全草 15 ～ 30 克，与动物肝脏煮服。

④小儿腹泻：独脚金 5 克，地锦 6 克，水煎服。

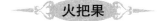

火把果

【来源】为蔷薇科植物火棘 *Pyracantha fortuneana*（Maxim.）Li 的果实。

【性味功效】甘、酸，平。通调谷道，健脾消积，活血止痛。

【主治】痞块，食积，泄泻，痢疾，崩漏，产后血瘀。

【用法用量】水煎服，20 ～ 50 克。

【验方】①痞块：火把果、穿破石各 30 克，苏木 10 克，水煎服。

②食滞：火把果 30 克，炒大米 10 克，水煎服。

③产后腹痛：火把果根、黄根各 15 克，五指牛奶 30 克，水煎服。

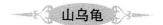

山乌龟

【来源】为防己科植物广西地不容 *Stephania kwangsiensis* Lo 的块根。

【性味功效】苦，寒；有小毒。镇静止痛，散瘀消肿。

【主治】咽喉炎、气管炎、胃肠炎、神经痛、牙痛、腹痛等。

【用法用量】水煎服，5 ～ 15 克。

【验方】①胃胀痛：山乌龟、两面针各 15 克，水煎服。

②跌打肿痛：山乌龟、九节风、泽兰各 10 克，水煎服。

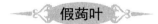

假蒟叶

【来源】为胡椒科植物假蒟 *Piper sarmentosum* Roxb. 的叶。

【性味功效】辛，温。芳香行气止痛。

【主治】胃胀胃痛、跌打损伤、风湿等。

【用法用量】水煎服，10 ～ 30 克；外用适量，捣烂外敷。

【验方】①胃痛胃胀：假蒟叶 20 克，两面针、小茴香各 15 克，水煎服。

②跌打损伤、骨折：假蒟叶、大驳骨、水泽兰各 100 克，捣烂外敷。

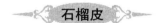

石榴皮

【来源】为石榴科植物石榴 *Punlca granatum* L. 的果皮。

【性味功效】酸、涩，温。涩肠止泻，杀虫止痒，有抗菌、抗病毒、杀滴虫的作用。

【主治】腹泻、滴虫感染等。

【用法用量】水煎内服，10 ～ 30 克；外用适量，水煎冲洗。

【验方】①腹泻：石榴皮、凤尾草各 15 克，水煎服。

②滴虫性阴道炎：石榴皮、穿心莲各 20 克，水煎，冲洗阴道。

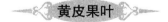

黄皮果叶

【来源】为芸香科植物黄皮 *Clausena lansium*（Lour.）Skeels 的叶。

【性味功效】辛，凉。芳香行气，有降血糖作用。

【主治】腹胀、腹痛，外用消肿止痛、止痒。

【用法用量】水煎服，10 ～ 30 克；外用适量。

【验方】①胃胀、胃痛、消化不良、腹胀痛：黄皮果叶、陈皮、砂仁各 10 克，水煎服。

②跌打损伤：黄皮果叶适量，捣烂外敷；水煎外洗可治皮肤瘙痒。

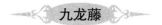

九龙藤

【来源】为云实科植物龙须藤 *Bauhinia championii* Benth. 的茎。

【性味功效】苦、辛，平。祛风毒，调谷道，利湿止痛。

【主治】胃脘痛，风湿骨痛，跌打接骨，偏瘫，小儿疳积，痢疾。

【用法用量】水煎服，9 ～ 15 克，鲜品加倍；或浸酒服。外用适量，水煎洗。

【验方】①小儿疳积：干九龙藤根 9 克，人字草 6 克，水煎代茶饮，或研末同猪肝、鸡肝蒸食。

②风湿性关节炎、腰腿痛、跌打肿痛、病后虚弱：九龙藤 50 克，加姜、酒、猪蹄同煎服。

③天疱疮：九龙藤、盐肤木、小乳汁草各适量，加青矾少许，水煎洗患处。

④心胃气痛：干九龙藤根 15 克，水煎服。

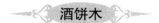

酒饼木

【来源】为芸香科植物山小橘 *Glycosmis pentaphylla* (Retz.) Correa 的根及叶。

【性味功效】微辛、微甘、苦，温。通调谷道、气道，行气消积，疏风散寒，活血止痛。

【主治】食滞谷道，肚痛，黄病，伤寒，鼻衄，跌打瘀肿。

【用法用量】水煎服，10 ～ 20 克；外用适量。

【验方】①胃痛：山小橘根 15 克，香附 10 克，水煎服。

②风疹：山小橘根、鹅不食草、飞扬草各适量，水煎洗患处。

③荨麻疹：山小橘根、大风艾、三角泡各适量，水煎洗患处。

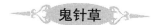

木棉花

【来源】为木棉科植物木棉 *Bombax ceiba* Linnaeus 的花。

【性味功效】甜、淡，凉。调谷道，利湿毒，清热毒，止血。

【主治】泄泻，痢疾，痔疮，月经不调，崩漏。

【用法用量】水煎服，6～9克，或研末服。

【验方】①痢疾、肠炎、热咳多痰：木棉花50克，水煎服。

②咳血、呕血：木棉花50～100克，瘦猪肉100克，冰糖适量，同炖服。

鬼针草

【来源】为菊科植物鬼针草 *Bidens pilosa* L. 的全草。

【性味功效】苦，平。清热毒，解痧毒，通谷道，除瘴毒。

【主治】黄疸，尿路感染，痢疾，急性阑尾炎，带状疱疹，中风偏瘫，伤风，痧症，毒蛇、蜈蚣咬伤。

【用法用量】水煎服，9～30克；外用适量。

【验方】①黄疸：鬼针草、黄藤根、凤尾草、马鞭草、玉米须各20克，水煎服。

②尿路感染：鬼针草、白茅根、假菠萝、蒲公英、紫花地丁各30克，车前草、土牛膝、金银花各15克，山栀子、海金沙、生甘草各10克，水煎服。

③急性阑尾炎：鬼针草、白花蛇舌草、一点红各50克，两面针10克，水煎服。

④毒蛇、蜈蚣咬伤：鲜鬼针草叶适量，捣烂敷伤口周围。

土常山

【来源】为山矾科植物华山矾 *Symplocos chinensis* (Lour.) Druce. 的根和枝叶。

【性味功效】甜、苦，平；有小毒。解瘴毒，祛风毒，通谷道，止血生肌。

【主治】疟疾，感冒发热，痢疾，痈疮疔肿，筋骨痛，皮炎，外伤出血。

【用法用量】水煎服，6～10克；外用适量，捣敷或研末调敷。

【验方】①疟疾、感冒、痢疾：土常山根5～10克，水煎服。

②痢疾：鲜土常山叶15克，鲜算盘子叶15克，鲜枫树叶9克，捣汁，红痢加白糖服，白痢加红糖服。

③疥疮：土常山根120克。水煎外洗患处。

【使用注意】本品有小毒，用量过大可引起恶心、呕吐、头晕、胸闷等症状，故不可过量使用。若出现中毒症状，可用甘草15～30克水煎服或用生姜30～60克水煎服。

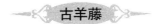

古羊藤

【来源】为萝藦科植物马连鞍 *Streptocaulon griffithii* Hook. f. 的根。

【性味功效】苦、微甘，凉。通龙路、火路，清热解毒，散瘀止痛。

【主治】感冒发热，胃肠炎，痢疾，胃脘痛，跌打损伤。

【用法用量】水煎服，3～6克；或研末1.5～3.0。外用鲜品适量，捣敷。

【验方】①急慢性肠炎、心胃气痛：古羊藤根晒干研末，每次1～3克，开水送服。

②红白痢：古羊藤根50克，水煎200毫升，加蜂蜜15克，分2次服完。

二、调谷道药

调谷道药多性温，味辣、涩，有健脾开胃、清热解毒等功效，适用于谷道质人群食少纳呆、腹胀腹痛、痈疮肿毒等病证的调理。

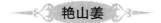

艳山姜

【来源】为姜科植物艳山姜 *Alpinia zerumbet*（Pers.）Burtt. et Smith 的根茎和果实。

【性味功效】辣、涩，温。散寒毒，调谷道，行气止痛，解瘴毒。

【主治】胃寒痛，腹冷痛，食积，呕吐，腹泻，疟疾。

【用法用量】水煎服，种子或根茎 3～9 克；或种子研末服，每次 1.5 克。外用适量，鲜根茎捣敷。

【验方】①胃脘冷痛、消化不良、呕吐、腹泻、疟疾：艳山姜种子或根茎 5～10 克，水煎服。

②胃痛：艳山姜、五灵脂各 6 克，共研末，每次 3 克，温开水送服。

③疽：艳山姜根茎 60 克，生姜 2 片，江南香 0.3 克，共捣烂敷患处。

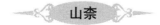

山奈

【来源】为姜科植物山奈 *Kaempferia galanga* L. 的根茎。

【性味功效】辣，温。暖脾胃，祛寒毒，调谷道。

【主治】胃寒痛，脘腹冷痛，胸膈胀满，食积不化。

【用法用量】水煎服，6～9 克，或入丸、散剂。外用适量，捣敷；研末调敷，或搐鼻。

【验方】①胃痛，腹痛泄泻，山奈根茎 5～10 克，水煎服；或用根茎研末，每服 1～2 克，开水送服。

②牙痛、骨鲠喉：山奈根茎 10～15 克，水煎含服。

③感冒食滞、胸腹胀痛、腹痛泄泻：山奈 15 克，山苍子根 6 克，南五味子根 9 克，乌药 5 克，陈茶叶 3 克，研末，每次 1.5 克，开水泡或煎数沸后取汁服。

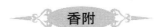

香附

【来源】为莎草科植物香附子 *Cyperus rotundus* L. 的根茎。

【性味功效】辣、微苦，平。调气机，消郁滞，调经止痛，安胎。

【主治】胸痛，胁痛，心口痛，痛经，皮肤风痒。

【用法用量】水煎服，10～20 克；外用适量，捣敷，或水煎洗。

【验方】①月经不调、经期腹痛、胸胁痛、虚寒胃痛：香附 10～15 克，水煎服。

②跌打损伤：鲜香附块茎适量，捣烂，酒炒敷患处。

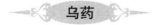
乌药

【来源】为樟科植物乌药 *Lindera aggregata*（Sims）kosterm. 的根。

【性味功效】辛，温。调气道、谷道，散寒止痛。

【主治】气逆胸腹胀痛，宿食不消，反胃吐食，膀胱虚冷，寒疝，脚气，小便频数，痛经。

【用法用量】水煎服，5～10 克；或入丸、散剂。外用适量，研末调敷。

【验方】①气滞胃痛、宿食不消、心腹疼痛、疝气、尿频、夜尿：乌药 5～10 克，水煎服。

②跌打损伤（背部伤尤宜）：乌药 50 克，威灵仙 15 克，水煎服。

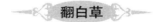
翻白草

【来源】为蔷薇科植物翻白草 *Potentilla discolor* Bge. 的带根全草。

【性味功效】甘、苦，平。调谷道，除湿毒，清热毒，止痢，止血。

【主治】痢疾，疟疾，肺痈，咳血，吐血，下血，崩漏，痈肿，疮癣，瘰疬。

【用法用量】水煎服，10～15 克；或浸酒服。外用适量，水煎熏洗或鲜品捣敷。

【验方】①小儿疳积：鲜翻白草根 15～18 克，云实根、牯岭勾儿茶 6～9 克，醉鱼草 3～6 克。水煎，空腹服。

②细菌性痢疾：鲜翻白草全草或根 50～100 克，浓煎，分 2～3 次服。

③咳嗽：翻白草根适量，煮猪肺食。

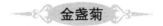
金盏菊

【来源】为菊科植物金盏花 *Calendula officinalis* L. 的花、根。

【性味功效】淡，平。调气机，通龙路、火路，行气止痛，凉血止痢。

【主治】胃寒冷痛，肚痛，疝气，红白痢。

【用法用量】水煎服，15～30克；外用适量，鲜品取汁滴耳。

【验方】①胃寒痛：鲜金盏菊根50～100克。水煎服，或米酒、水各半煎服。

②疝气：鲜金盏菊根100～200克，米酒、水各半煎服。

八角茴香

【来源】为八角科植物八角茴香 *Illicium verum* Hook. f. 的成熟果实。

【性味功效】辣、甜，热。祛寒毒，调谷道、火路，止痛。

【主治】胃寒呕吐，疝气腹痛，腰痛。

【用法用量】水煎服，3～6克；或入丸、散剂。外用捣敷。

【验方】①胸腹冷痛、呕吐、寒疝：八角茴香3～6克，水煎服。

②小肠气坠：八角茴香、小茴香各10克，乳香少许，水煎服，取汗。

③腰重刺胀：八角茴香适量，炒后研末，每次饭前米酒送服5克。

④毒蛇咬伤：八角茴香适量，捣烂，调冷开水外涂患处。

生姜

【来源】为姜科植物姜 *Zingiber officinale* Roscoe. 的新鲜根茎。

【性味功效】辣，微温。调谷道、气道，解寒毒。

【主治】感冒，呕吐，腹痛，咳嗽，鱼蟹中毒。

【用法用量】水煎服，3～10克；或捣汁服。外用适量，捣敷，或炒热熨，或绞汁调搽。

【验方】①肺热久咳、久咳痰火：生姜汁、萝卜汁、梨汁、蜂蜜各120克，白糖60克，紫苏、杏仁各30克。紫苏、杏仁研末，合余药煎成膏，常服。

②胃痛：枳实、桑白皮、厚朴、生姜、木香、细叶樟木根各适量，水煎服。

③百日咳：沙梨寄生、柚子寄生各15克，柠檬叶、橘叶各9克，生姜3

克，水煎冲白糖服。

④噎膈：蚂拐 120 克，配生姜及酒炒服，每日 1 ～ 2 剂。

第三节　水道药

水道药是指以通利水道为主要功效，主要用于调理水道质人群的壮药。

水道药药性有寒温之别，以辣味、苦味为主，以通调水道、燥湿、利尿为主要功效，根据祛邪毒和调气机功效强弱的不同，又可以分为通水道药和调水道药，主要适用于水道质人群常见的小便不利、尿频、尿急、尿痛、尿闭、水肿等病证。部分壮药兼有利咽喉、解热毒、止呕吐、化痰、通龙路和火路等功效，还可用于咽痛、疮疡、呕吐、风湿骨痛等病证。

应用本类壮药时，应根据不同的病证选择药物，适当配伍。小便有血者，配伍止血药；水肿后期身体虚弱者，配伍补虚药；小便不利、肚子胀痛者，配伍调气药。

一、通水道药

通水道药性寒或温，多具有辣味、苦味，以通调水道、利尿通淋、清热利湿、祛风消肿为主要功效，主要用于水肿、黄疸、淋证等疾病，以皮肤一身悉肿、小便不利、大便稀溏或下痢赤白脓血、妇女白带过多等为辨证要点。

五爪金龙

【来源】为旋花科植物五爪金龙 *Ipomoea cairica*（L.）Sweet. 的茎、叶。

【性味功效】甘，寒。通水道，解热毒，调气道。

【主治】肺热咳嗽，小便不利，淋证，尿血，痈疽肿毒。

【用法用量】水煎服，10 ～ 30 克；外用适量。

【验方】①尿血：五爪金龙 15 克，海螵蛸 15 克，旱莲草 15 克，酢浆草 15 克，水煎服。

②肺热咳嗽：五爪金龙 30 克，水煎加冰糖调服。

③热毒疮痈：五爪金龙鲜叶或块根适量，捣烂外敷。

海金沙

【来源】为海金沙科植物曲轴海金沙 *Lygodium flexuosum*（L.）Sw. 的全草。

【性味功效】甘、微苦，寒。通水道，清热消肿，舒筋活血。

【主治】风湿麻木，尿路感染，尿路结石，肾炎水肿，跌打损伤，痢疾，霍乱抽筋。

【用法用量】水煎服（包煎），9 ～ 15 克。

【验方】①尿路结石：海金沙 9 克，金钱草、车前草各 30 克，水煎服。

②淋证：海金沙 9 克，肾茶、凤尾草各 20 克，水煎服。

③乳痈：海金沙 9 克，蒲公英 30 克，水煎服。

葫芦茶

【来源】为蝶形花科植物葫芦茶 *Desmodium triquetrum*（L.）Ohashi 的全草。

【性味功效】微苦，凉。通利水道、谷道，清热解毒，消滞利湿，杀虫防腐。

【主治】感冒发热，咽喉肿痛，肠炎，痢疾，急性肾炎水肿，黄疸型肝炎，妊娠呕吐，小儿疳积，月经不调，滴虫性阴道炎，预防中暑。

【用法用量】水煎服，10 ～ 40 克。

【验方】①尿路结石：葫芦茶 20 克，金线草 20 克，路路通 10 克，金沙藤 15 克，倒扣草 10 克，磨盘草 10 克，水煎代茶饮。

②咽痛：葫芦茶 60 克，水煎含咽。

③妊娠呕吐：葫芦茶 30 克，水煎服。

④解暑生津、预防中暑：葫芦茶适量，水煎代茶饮。

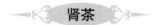

广金钱草

【来源】为豆科植物广东金钱草 *Grona styracifolia*（Osbeck）Merr. 的地上部分。

【性味功效】甘、淡，凉。清热除湿，利尿通淋。

【主治】热淋、石淋、尿少、尿痛、黄疸等。

【用法用量】水煎服，15～30克。

【验方】①尿路感染：广金钱草、车前草、金银花、肾茶各20克，水煎服。

②尿路结石：广金钱草、海金沙、鸡内金、郁金各15克，滑石20克，石韦10克，水煎服。

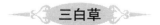

肾茶

【来源】为唇形科植物肾茶 *Orthosiphon aristatus*（Blume）Miq. ex H. W. Li 的全草。

【性味功效】微苦，凉。通调水道，清热祛湿，排石利尿。

【主治】肾炎、膀胱炎、尿路结石、胆结石等。

【用法用量】水煎服，30～60克。

【验方】①尿路结石、胆结石：肾茶30克，海金沙、金钱草、透骨消各15克，鸡内金10克，水煎服。

②肾炎：肾茶30克，车前草20克，白茅根、粪箕笃各10克，水煎服。

三白草

【来源】为三白草科植物三白草 *Saururus chinensis*（Lour.）Baill. 的地上部分。

【性味功效】甘、辛，寒。清热利尿、解毒消肿，有利尿、抗肿瘤作用。

【主治】尿路感染、肾炎、黄带过多等。

【用法用量】水煎服，15～30克。

【验方】①肾炎水肿：三白草 20 克，肾茶、海金沙、车前草各 15 克，水煎服。

②湿热带下：三白草 20 克，益母草、马鞭草各 15 克，水煎服。

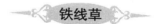

车前草

【来源】为车前科植物车前 *Plantago asiatica* L. 的全草。

【性味功效】甘，寒。清热利尿，祛痰，凉血，解毒。

【主治】肾炎、气管炎、胃肠炎等。

【用法用量】水煎服，10 ～ 30 克。

【验方】①尿路结石：车前草 30 克，海金沙、金钱草各 15 克，肾茶 20 克，水煎服。

②肾炎、肝炎：车前草、肾茶、田基黄、虎杖、叶下珠各 15 克，水煎服。

铁线草

【来源】为铁线蕨科植物扇叶铁线蕨 *Adiantum flabellulatum* L. 的全草。

【性味功效】甘、涩、苦，平。利水道，祛湿浊，通淋。

【主治】小便不利、血尿等。

【用法用量】水煎服，10 ～ 15 克。

【验方】①小便不利、血尿、结石：铁线草、肾茶、车前草、海金沙、金钱草各 15 克，水煎服。

②小儿红白痢疾：鲜铁线草、鲜大芒箕笋、鲜凤尾草、鲜鱼腥草各 10 克，水煎加蜂蜜服。

杠板归

【来源】为蓼科植物杠板归 *Persicaria perfoliata* (L.) H. Gross 的地上部分。

【性味功效】酸，微寒。通水道、气道，清热毒，除湿毒，止咳。

【主治】水肿、感冒、百日咳、痢疾、湿疹、疔疮、毒蛇咬伤等。

【用法用量】水煎服，9 ～ 15 克；外用适量，捣敷，或研末调敷，或水煎洗。

【验方】①急性肾炎、痢疾、肠炎、痈疮、湿热带下、百日咳：杠板归全草 20 ～ 50 克，水煎服。

②痈肿：鲜杠板归全草 100 ～ 150 克，水煎，调黄酒服。

③湿疹、天疱疮、脓疱疮：鲜杠板归全草 100 克，水煎服。

④带状疱疹：鲜杠板归叶适量，捣烂绞汁，调雄黄末适量，涂患处，每日数次。

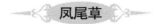

凤尾草

【来源】为凤尾蕨科植物凤尾草 *Pteris multifida* Poir. 的全草。

【性味功效】淡、微苦，凉。利湿毒，清热毒，凉血止血，消痈肿。

【主治】淋浊、带下病、痢疾、泄泻等。

【用法用量】水煎服，15 ～ 30 克；外用适量，捣敷。

【验方】①泌尿系炎症、血尿：鲜凤尾草 100 ～ 200 克，水煎服。

②热淋、血淋：凤尾草 100 克，用第二次淘米水煎服。

③咽喉肿痛：鲜凤尾草 15 ～ 20 克，水煎，加冰糖少许服。

④大便下血：凤尾草 40 ～ 50 克，同猪大肠炖熟去渣，食肠喝汤。

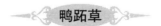

鸭跖草

【来源】为鸭跖草科植物鸭跖草 *Commelina Communis* L. 的全草。

【性味功效】甘，寒。清热解毒，除湿毒，利水道，凉血止血。

【主治】瘰病，丹毒，流行性腮腺炎，咽喉痛，淋病，黄疸，热痢，水肿。

【用法用量】水煎服，10 ～ 15 克（鲜品 100 ～ 150 克）；或捣汁服。外用适量，捣敷或捣汁点喉。

【验方】①小儿丹毒、热痢、急性热病退热：鲜鸭跖草 200 克（干品 100 克），重症可用 300 ～ 400 克，水煎服或捣汁服。

②水肿、腹水：鲜鸭跖草 100 ～ 150 克，水煎服，连服数日。

③黄疸型肝炎：鸭跖草 200 克，瘦猪肉 100 克，水炖，服汤食肉。

④蛇头疗：鲜鸭跖草、雄黄各适量，捣烂敷患处。

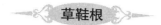

草鞋根

【来源】为菊科植物地胆草 *Elephantopus scaber* L. 的全草。

【性味功效】苦、辛，寒。解毒凉血，清热毒，利水道。

【主治】痢疾，尿路感染，腰痛，子宫脱垂，小儿麻疹，小儿水痘，小儿惊风，黄疸，水肿。

【用法用量】水煎服，10～20克；外用适量。

【验方】①痢疾：草鞋根、桃金娘叶、石榴皮、地榆各10克，马齿苋、椿芽树二层皮各30克，凤尾草15克，算盘子根20克，水煎服。

②尿路感染：草鞋根、玉米须、金樱子、牛膝各15克，车前草30克，荠菜10克，水煎服。

③小儿水痘：草鞋根、金线风各6克，野菊花、地桃花、金钱草各15克，甘草3克，水煎服并外洗患处。

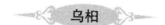

乌桕

【来源】为大戟科植物乌桕 *Triadica sebifera* (L.) Small. 的根皮。

【性味功效】苦，微温；有小毒。通调水道，利水消肿。

【主治】癥瘕积聚，臌胀，二便不通，水肿，湿疮，疥癣，疔毒。

【用法用量】水煎服，10～30克；外用适量，捣敷或煎水洗。

【验方】①腹水肿胀（实证）：乌桕根二层皮50克，焙干研粉，加米饭适量，制为丸如绿豆大，每日服10克，饭前用开水送服。

②毒蛇咬伤：乌桕树二层皮15克（鲜品30克），捣烂，加米酒适量和匀，去渣，一次饮至微醉为度，药渣外敷伤口周围。

二、调水道药

调水道药以温性居多，或有平性，多为咸味，以温调水道、固摄阳气为主要功效，主要用于体质虚弱、水道不利证，症见面色苍白、形寒肢冷、腰膝酸痛、下肢痿软无力、尿多尿频、尿后余沥、男子阳痿早泄、女子不孕等。

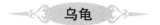

乌龟

【来源】为龟科动物乌龟 *Chinemys reevesii*（Gray）的肉。

【性味功效】甘、咸，平。降虚火，补阴血，固水道。

【主治】肺痨吐血，久咳咯血，血痢，痔疮出血，筋骨疼痛。

【用法用量】水煎服，50 ～ 100 克；或入丸、散剂。

【验方】①虚劳失血咯血、寒热咳嗽、补阴降火：乌龟肉 250 克，和葱、椒、酱、油煮食。

②老人尿多：乌龟肉 500 克，地骨皮 1.5 克，小公鸡肉适量，共炖熟服。

③慢性肾炎、蛋白尿经久不消：活乌龟 3 只，先在水中放养 2 日，让它吐出泥土，然后剁成小块，和猪肚 1 个（洗净切块），加水用文火炖成糊状，不放或放少量盐，早晚分服。配合服壮腰健肾丸（成药），每日 2 次，每次 1 丸。孕妇忌服。

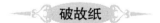

破故纸

【来源】为豆科植物补骨脂 *Psoralea corylifolia* L. 的果实。

【性味功效】辛，温。补阳虚，固精缩尿，止咳平喘。

【主治】肾虚冷泻，遗尿，尿频数，滑精，阳痿，腰膝冷痛，虚寒喘嗽。

【用法用量】水煎服，3 ～ 10 克；或入丸、散剂。外用研末擦或浸酒搽。

【验方】①红白痢及水泻：破故纸（炒香熟）10 克，水煎服。

②阳痿滑精、腰膝寒冷酸痛、尿频、黎明泄泻、虚寒咳：破故纸 10 克，水煎服。

③外阴白斑：破故纸浸均匀涂患处。

巴戟天

【来源】为茜草科植物巴戟天 *Morinda officinalis* How 的根。

【性味功效】辛、甘，微温。补肾阳，壮筋骨，祛风湿。

【主治】阳痿，少腹冷痛，小便不禁，子宫虚冷，风寒湿痹，腰膝酸痛。

【用法用量】水煎服，3～10克。

【验方】①肾虚阳痿、早泄、遗精，腰背酸痛，风湿痹痛，腿膝无力，子宫寒冷，月经不调：巴戟天3～9克，水煎服。

②妇人脾肾虚寒不孕：巴戟天、覆盆子各30克，白术、炒山药各15克，人参9克，炒神曲3克，水煎服。

③腰膝疼痛、行履艰难：巴戟天30克，附子、五加皮各15克，牛膝、石斛、萆薢、白茯苓、防风各10克，炙甘草、生姜各3克，水煎服。

金毛狗脊

【来源】为蚌壳蕨科植物金毛狗 *Cibotium barometz*（Linn.）J. Sm. 的根茎。

【性味功效】苦、甜，温。通火路，补肝肾，强腰膝，祛风湿，利关节。

【主治】肾虚腰痛脊强，足膝软弱无力，风湿痹痛，遗尿，尿频，遗精，白带过多。

【用法用量】水煎服，10～15克；或浸酒服。外用适量，鲜品捣敷。

【验方】①腰腿疼痛，手足麻木，筋脉不舒：蘑菇、金毛狗脊各120克，加高度米酒500毫升浸泡15～30日。每次服药酒10～15毫升，每日3次。

②老年尿多：金毛狗脊根茎、大夜关门、蜜桶花根、仙茅各15克，炖猪肉食。

③肾虚腰痛、风湿骨痛、腰肌劳损、半身不遂：金毛狗脊根茎20～50克，水煎服或浸酒服。

④外伤出血：金毛狗脊绒毛敷伤处。

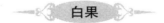

楮实子

【来源】为桑科植物构 *Broussonetia papyrifera*（L.）L'Hér. ex Vent. 的成熟果实。

【性味功效】甜，寒。补肾清肝，明目，通水道。

【主治】腰膝酸软，虚劳骨蒸，眩晕，目生翳膜，水肿。

【用法用量】水煎服，6～10克；或入丸、散剂。外用适量。

【验方】①目昏：楮实、荆芥穗、地骨皮各等分，研细末，炼蜜为丸如桐子大。每次服20丸，米汤送服。

②水肿：楮实子6克，大腹皮9克，水煎服。

③水肿、腰膝无力、黄疸：楮实子6～12克，水煎服。

白果

【来源】为银杏科植物银杏 *Ginkgo biloba* L. 除去外种皮的种子。

【性味功效】甜、苦、涩，平；有毒。调气道，定喘嗽，止带，缩尿。

【主治】哮喘，咳嗽，咳痰，带下，遗精，多尿症，小儿腹泻，肠道寄生虫。

【用法用量】水煎服，5～10克；或捣汁服。外用适量，捣敷或切片涂。

【验方】①慢性气管炎、遗精、白带：白果3～9克，捣烂，水煎服。

②遗尿：白果50克，去壳，放入猪膀胱内炖服。

③小儿腹泻：白果2粒，鸡蛋1个，白果去皮研末，鸡蛋打孔，装入白果末，烧熟食。

④梦遗：白果3粒，酒煮食，连食4～5日。

第四节　龙路药

龙路药是指以通调龙路为主要功效，主要调理龙路质人群体质的壮药。

龙路质人群常见的症状是面色苍白、头晕乏力、肌肉萎缩、身体偏枯、口唇和指甲青紫、舌有瘀斑。若血液溢出龙路外，可见各种出血症状，包括便血、尿血、咳血、咯血等。

在使用龙路药时，应进行适当配伍。出血者，配伍止血药；肌肉萎缩、身体偏枯者，配伍补虚药；气和血关系密切，龙路不通，可引起气机不畅，进而加重血液运行不畅，故使用通龙路药时常配伍调气药。

一、通龙路药

通龙路药以通龙路、行血脉、止血为主要功效，主要用于龙路不通、血行不畅所致的各种血瘀证，或龙路破损，血液外溢所致的出血证。通龙路药大多有行血破血作用，孕妇应慎用或忌用。

旱田草

【来源】为玄参科植物旱田草 *Lindernia ruellioides*（Colsm.）Pennell 的全草。

【性味功效】淡，平。通调龙路，活血调经，解毒止痢。

【主治】月经不调，痛经，闭经，痢疾，口疮，乳痈，瘰疬，跌打损伤。

【用法用量】水煎服，15～30克；外用适量。

【验方】①月经不调、痛经：鲜旱田草30～60克，水煎服。

②闭经：旱田草30～60克，酒、水炖服。

③瘰疬：鲜旱田草30～60克，水煎服。

④跌打肿痛：鲜旱田草60～90克，酒炖服。

两面针

【来源】为芸香科植物两面针 *Zanthoxylum nitidum*（Roxb.）DC. 的根或枝叶。

【性味功效】辛、苦，微温；有小毒。通调龙路、火路，祛风活血，麻醉止痛，解毒消肿。

【主治】风湿骨痛，瘰疬，胃痛，牙痛，咽喉肿痛，毒蛇咬伤。

【用法用量】水煎服，5～10克；研末服，1.5～3.0克；或浸酒服。外用适量，水煎洗，或捣敷，或酒磨涂，或研末撒。

【验方】①风湿骨痛：两面针根皮 10 克，鸡蛋 1 个，水煎，吃蛋喝汤。

②跌打劳伤、风湿骨痛：两面针根 50 克，泡低度米酒 500 毫升，7 日后可服，每次服 5 ～ 10 毫升，每日 3 次；或用两面针根 10 ～ 15 克，水煎服。

③烧烫伤：两面针干根，研成粉撒布局部，撒粉前先用两面针根皮适量水煎洗。

④对口疮：鲜两面针根皮配红糖少许，捣烂外敷。

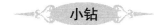

小钻

【来源】为五味子科植物南五味子 *Kadsura longipedunculata* Finet et Gagnep. 的全株。

【性味功效】辛、微甘、苦，微温。根：祛风活血，理气止痛，散瘀消肿。果实：补肺益肾，化痰止咳。

【主治】胃气痛，腹痛，痛经，风湿骨痛，跌打损伤，肾虚腰痛，支气管炎。

【用法用量】水煎服，15 ～ 20 克；外用适量，捣烂或研粉调水敷患处。

【验方】①胃、十二指肠溃疡：小钻根研末，每日 6 ～ 9 克，开水冲服。

②胃痛、痛经、产后腹痛、跌打损伤、风湿痹痛、疝气：小钻根 10 ～ 15 克，水煎服。

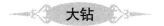

大钻

【来源】为木兰科植物冷饭团 *Kadsura coccinea*（Lem.）A. C. Smith 的根皮或根。

【性味功效】辛、微苦，温。活血祛风，散瘀消肿，行气止痛。

【主治】风湿骨痛，胃痛，产后腹痛，痛经，疝气，跌打损伤。

【用法用量】水煎服，15 ～ 30 克。外用适量，捣敷。

【验方】①跌打损伤、风湿性关节痛：大钻根 15 克，铁箍散 15 克，水煎服；外用鲜藤捣烂酒炒敷。

②闭经：大钻根、茎 30 ～ 50 克，黄荆枝 30 克，鸡血藤 15 克，水煎服。

③慢性胃炎、溃疡病：大钻、山姜各 15 克，野桂皮、高良姜各 9 克，香附 6 克，水煎服。并发出血者加侧柏炭 15 克。

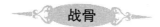

战骨

【来源】为马鞭草科植物黄毛豆腐柴 *Premna fulva* Craib 的茎。

【性味功效】淡、微涩，平。活血散瘀，强筋健骨，祛风止痛。

【主治】肥大性脊柱炎，风湿性关节痛。

【用法用量】水煎服，15 ～ 30 克；外用适量，水煎洗，或捣敷。

【验方】①风湿性关节炎：战骨根、大风藤各 40 克，泡酒服。

②月经不调（经期延后）：战骨根、小血藤根各 9 克，水煎服。

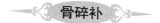

骨碎补

【来源】为水龙骨科植物槲蕨 *Drynaria roosii* Nakaike 的根状茎。

【性味功效】苦，微温。调龙路、火路，补阳虚，强筋骨，祛风毒，除湿毒，消肿痛。

【主治】肾虚腰痛、骨折、跌打损伤、白癜风等。

【用法用量】水煎服，10 ～ 15 克。

【验方】①骨折：骨碎补 20 克（去毛），水煎服。

②风湿腰腿痛：骨碎补 15 克，桑寄生 10 克，豨莶草 30 克，水煎服。

③接骨续筋：骨碎补 200 克，浸于 500 毫升低度米酒中 15 日，分 10 次服，每日 2 次；另晒干，研末调麻油或醋适量外敷。

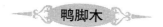

鸭脚木

【来源】为五加科植物鹅掌柴 *Schefflera octophylla*（Lour.）Harms 的全株。

【性味功效】苦、涩，凉。通龙路、火路，清热毒，祛风毒，除湿毒。

【主治】风湿骨痛，跌打肿痛，感冒，发热。

【用法用量】水煎服，10 ～ 20 克。

【验方】①防治感冒、流行性感冒、流行性脑脊髓膜炎：鸭脚木干皮30～60克，水煎服。

②跌打瘀肿：鸭脚木全株20～50克，水煎服；或用鲜叶捣烂，酒炒外敷。

③腹痛腹泻：鸭脚木皮30克，大牛奶根30克，鲜灯盏菜90克，水煎服。

④断肠草中毒：鸭脚木皮250克，捣烂，水煎服。

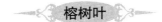

榕树叶

【来源】为桑科植物榕树 *Ficus microcarpa* L. f. 的叶。

【性味功效】微苦、涩，微寒。通龙路，清热毒，除湿毒，调气道、谷道。

【主治】闭经，跌打损伤，痧病，痔疮，目赤肿痛，牙痛。

【用法用量】水煎服，10～15克；外用适量，鲜品捣敷。

【验方】①妇女闭经、跌打损伤：榕树叶100克，焙研末，浸于200毫升低度米酒中15日，每次服10毫升，每日1次，连服3日。

②风火牙痛：榕树叶晒干研末，塞患牙。

③跌打骨折：鲜榕树叶适量，捣烂酒炒外敷。

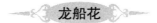

龙船花

【来源】为茜草科植物龙船花 *Ixora chinensis* Lam. 的根、茎及花。

【性味功效】苦、微涩，凉。通龙路，散瘀止血，降血压。

【主治】月经不调，闭经，高血压病。

【用法用量】水煎服，10～15克；外用适量，捣敷。

【验方】①高血压病、月经不调、闭经：龙船花根10～15克，水煎服。

②跌打损伤、筋断骨折、痈疮肿毒：鲜龙船花叶捣烂外敷。

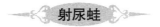

射尿蛙

【来源】为树蛙科动物斑腿树蛙 *Rhacophorus leucomystax*（gravenhorst）的全体。

【性味功效】咸，微寒。通龙路，化瘀止血，接骨续筋。

【主治】外伤出血，跌打损伤，骨折。

【用法用量】烘干，研粉撒；或敷贴。本品以外用为主，一般不内服。

【验方】①外伤出血：射尿蛙烘干，研细粉，撒于外伤出血处；或将射尿蛙腹部撕开，连同内脏贴在外伤出血处。

②骨折：射尿蛙、车前草、生前胡各适量，共捣烂，加酒拌匀，复位后敷患处。

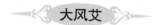

大风艾

【来源】为菊科植物艾纳香 *Blumea balsamifera*（L.）DC. 的全株。

【性味功效】辣、苦，温；有小毒。祛风毒，除湿毒，通龙路，祛瘀止痛。

【主治】风湿骨痛，产后骨痛，头风痛，跌打损伤，痛经，月经不调，湿疹，下肢溃疡。

【用法用量】水煎服，15～50克；或浸酒服。外用50～500克，浸酒擦或水煎洗。

【验方】①头风痛：鲜大风艾叶30克，鸡蛋2个，加酒、盐适量，同煎服。

②肿胀、风湿关节炎：大风艾、蓖麻叶、石菖蒲各适量，水煎洗患处。

③跌打损伤、疮疖痈肿、皮肤瘙痒：鲜大风艾叶适量，捣烂外敷患处，或水煎洗患处。

④湿疹、下肢溃疡、皮肤瘙痒：鲜大风艾全草适量，水煎洗。

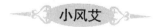

小风艾

【来源】为菊科植物长叶阔苞菊 *Pluchea eupatorioides* Kurz 的地上部分。

【性味功效】微辣，平。祛风毒，通龙路、火路，调经止痛。

【主治】风湿性关节炎，胃痛，跌打肿痛，痛经，崩漏，月经不调。

【用法用量】水煎服，10～15克；外用适量。

【验方】①虚寒痛经：小风艾、当归、益母草、枳壳、白芍各10克，甘草 6 克，水煎服。

②风湿骨痛：小风艾、九节风、鸡血藤、千年健、吹风藤、三钱三各 30 克，水煎洗。

二、调龙路药

调龙路药性平或温，多为甜味，以滋补阴血、调补龙路为主要功效，主要用于阴血不足、龙路不充证，症见面色苍白或萎黄，头晕眼花，神疲乏力，心悸，气短；或兼健忘，失眠多梦，耳鸣，肢体麻木；或妇女月经量少，月经延后，闭经等。

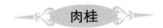

肉桂

【来源】为樟科植物肉桂 *Cinnamomum cassia* Presl 的树皮。

【性味功效】辛、甘，大热。通调龙路、火路，祛寒毒，行气止痛，补火助阳。

【主治】寒凝龙路或火路所致的头痛、腰痛、胃痛、胸痛、肋痛等各种痛证，肾虚作喘，阳虚头晕，阳痿遗精，月经不调。

【用法用量】水煎服，3 ～ 6 克，宜后下或焗服。外用适量，研末调敷；或浸酒涂擦。

【验方】①胃寒腹痛、虚寒泄泻、虚寒腰痛、寒疝阴疽：肉桂 1 ～ 2 克，研粉服；或肉桂 1 ～ 3 克，切成薄片，开水泡服。

②胃腹冷痛、虚寒泄泻：肉桂 1.5 ～ 3.0 克，研末，温开水送服。

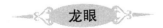

龙眼

【来源】为无患子科植物龙眼 *Dimocarpus longan* Lour. 的假种皮。

【性味功效】甘，温。补血，安神，调龙路。

【主治】心悸，健忘，虚劳，失眠，血崩，经行眩晕，水肿，泄泻。

【用法用量】水煎服，10 ～ 15 克，大量 30 ～ 60 克；或熬膏，或浸酒，或入丸、散剂。

【验方】①妇人产后浮肿：龙眼干、生姜、大枣各 20 克，水煎服。

②脾虚泄泻：龙眼干 20 克，生姜 3 片，水煎服。

当归藤

【来源】为紫金牛科植物当归藤 *Embelia parviflora* Wall. 的根或老藤。

【性味功效】苦、涩，平。益血补精，通谷道、水道，除湿毒，通龙路，调经。

【主治】月经不调，贫血，闭经，风湿痹痛。

【用法用量】水煎服，10 ～ 30 克。外用适量，捣敷。

【验方】①跌打软组织损伤：当归藤、红乌桕根、大罗伞、珍珠伞、苏木、过山香、四方藤、小驳骨各 120 克，浸于 40 度米酒中 15 日，取药酒内服并外擦患处，内服每次 10 毫升，每日 3 次。

②风湿痹痛、贫血、月经不调、闭经：当归藤根 20 ～ 50 克，水煎服或浸酒服。

③胃痛、慢性肠炎、胸胁痛、白带：当归藤根或老藤 10 ～ 15 克，水煎服。

鸡血藤

【来源】为蝶形花科植物密花豆 *Spatholobus suberectus* Dunn 的藤茎。

【性味功效】苦、甘、涩，平。补血，调龙路、火路，祛风毒，除湿毒。

【主治】贫血，风湿痹痛，四肢麻木，关节疼痛。

【用法用量】水煎服，10 ～ 15 克，大剂量可用至 30 克；或浸酒服。

【验方】①贫血、月经不调、风湿痹痛、四肢麻木、关节疼痛：鸡血藤 30 ～ 50 克，水煎服。

②射线引起的白血病：鸡血藤 50 克，长期煎服。

③闭经：鸡血藤、穿破石各 30 克，水煎服，每日 1 剂。

旱莲草

【来源】为菊科植物鳢肠 *Eclipta prostrata* (L.) L. 的全草。

【性味功效】甘、酸，凉。补阴益肾，凉血止血。

【主治】吐血，衄血，尿血，便血，血崩，慢性肝炎，肠炎，痢疾，小儿疳积，肾虚耳鸣，白发，神经衰弱，湿疹，疮疡，创伤出血。

【用法用量】水煎服，10～15 克；外用适量，捣烂。

【验方】①吐血：鲜旱莲草 200 克，捣烂冲童便服，或加生侧柏叶同用尤效。

②咳嗽咯血：鲜旱莲草 100 克，绞汁，开水冲服。

③鼻衄：鲜旱莲草适量，捣烂绞汁，每次取 20 毫升炖热，饭后温服，每日 2 次。

④赤白带下：旱莲草 50 克，同鸡汤或肉汤煎服。

黄花倒水莲

【来源】为远志科植物黄花倒水莲 *Polygala fallax* Hemsl. 的根或全株。

【性味功效】甘，平。补气血，壮筋骨，祛湿解毒，活血止血。

【主治】月经不调，痛经，产后血虚，子宫脱垂，病后虚弱，脾虚水肿，肾虚腰痛，风湿关节酸痛，跌打损伤。

【用法用量】水煎服，15～30 克；外用适量，捣敷或磨水涂。

【验方】①贫血：黄花倒水莲、土党参、鸡血藤各 50 克，水煎服。

②病后、产后虚弱：黄花倒水莲根 50～100 克，水煎或炖猪脚服。

③风湿性关节炎、肾虚腰痛：黄花倒水莲根 50～100 克，水煎或浸酒服。

④外伤出血：黄花倒水莲叶适量，捣烂敷患处。

何首乌

【来源】为蓼科植物何首乌 *Pleuropterus multiflorus* (Thunb.) Nakai 的块根。

【性味功效】苦、甘、涩，微温。通龙路、火路，补虚益肝肾、益精血，养心安神。

【主治】血虚头晕，白发，神经衰弱，失眠，贫血，虚汗，腰腿酸痛，遗精，白带过多，高胆固醇血症，慢性肝炎，心肌梗死，疖肿。

【用法用量】10～30克，外用适量。

【验方】①气虚、血虚：何首乌、黄花倒水莲、鸡血藤、土党参各15克，水煎服。

②神经衰弱、多汗：何首乌20克，山药、土人参各15克，甲鱼100克。

③眩晕、腰膝酸软：何首乌10克，枸杞子20克，黄花倒水莲30克，土鸡肉100克，炖服。

④高脂血症：何首乌20克，水煎服。

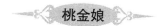

桃金娘

【来源】为桃金娘科植物桃金娘 *Rhodomyrtus tomentosa*（Ait.）Hassk. 的成熟果实。

【性味功效】甜、涩，平。涩肠固精，调龙路、火路，补血止血。

【主治】痢疾，泄泻，便血，遗精，带下，崩漏，贫血，外伤出血，烧烫伤。

【用法用量】水煎服，6～30克（鲜品30～60克）；外用适量，烧存性，研末调敷。

【验方】①崩漏：桃金娘果500克，焙干蒸晒，每次取30克水煎，日服3次。

②劳伤咳血：桃金娘干果浸人尿2周，晒干，新瓦上煅存性，研细末，每次9克，每日2次，童便冲服。

③鼻血：桃金娘干果15克，塘虱鱼2条，加清水3碗煎至大半碗，服之则愈。

④贫血、月经过多、产后虚弱、神经衰弱、脱肛、遗精：桃金娘干果20～50克，水煎服。

第五节　火路药

通火路药是指以通调火路为主要功效，主要用于调理火路质人群体质的药物。

火路质人群常见的体质问题是感觉异常或缺失，如肢体麻木、偏瘫、痹病、睡眠障碍等，症见四肢麻木，不知冷热、痛痒，肢体疼痛，行走不便，重则肢体萎废不用，或失眠、心烦、癫痫等。

在使用火路药时，应进行适当配伍。火路不通，常由龙路不畅导致，故使用通火路药时，常配伍通龙路药；火路不通，还常与风湿之邪闭阻有关，亦常配伍祛风邪除湿毒药。

一、通火路药

通火路药性寒或温，多具有辣味或苦味，以疏通火路为主要功效，主要用于火路不通病证，如肢体麻木、偏瘫、痹病等。临床多见感知异常，表现为四肢麻木或疼痛，不知冷热、痛痒，行走不便，甚至萎废不用等。

扶芳藤

【来源】为卫矛科植物扶芳藤 *Euonymus fortunei*（Turcz.）Hand.-Mazz.、冬青卫矛 *Euonymus jiapinnicus* L. 或无柄卫矛 *Euonymus subsessilis* Sprague 的地上部分。

【性味功效】微苦，微温。通火路、龙路，补肾壮腰，益气血，舒筋活络，止血消瘀。

【主治】气血虚弱，腰肌劳损，风湿痹痛，跌打骨折，创伤出血，衰老，咯血，月经不调，血崩，衰老等。

【用法用量】水煎服，6～15克；或浸酒服；或入丸、散剂。外用适量，研粉调敷，或捣敷，或水煎熏洗。

【验方】①咳血、鼻衄、月经不调、血崩：扶芳藤10～20克，水煎服。

②外伤出血：鲜扶芳藤茎皮适量，研粉撒伤口，或用鲜叶捣烂敷伤口。

③骨折复位后小夹板固定：鲜扶芳藤适量，捣烂敷患处。

宽筋藤

【来源】为防己科植物中华青牛胆 *Tinospora sinensis*（Lour.）Merr. 的藤茎。

【性味功效】苦，寒。通火路、龙路，舒筋通络，祛风毒，除湿毒。

【主治】腰酸背痛，半身麻痹，跌打损伤，风湿骨痛，坐骨神经痛。

【用法用量】水煎服，10～20克；外用适量，捣敷。

【验方】①骨折、跌打损伤：宽筋藤10～15克，水煎服；外用其鲜藤、叶捣烂敷患处。

②风湿性关节炎：宽筋藤、山苍子根、大血藤、骨碎补各15克，水煎服。

③乳腺炎、无名肿毒：鲜宽筋藤茎、叶适量，捣烂敷患处。

萝芙木

【来源】为夹竹桃科植物萝芙木 *Rauvolfia verticllata*（Lour.）Baill. 的根。

【性味功效】寒，苦；有小毒。调巧坞，通龙路、火路，清热毒，解瘴毒，凉血止血。

【主治】眩晕，高血压病，感冒，咽痛，咳血，尿血，疟疾，跌打损伤，水肿，痈疮，疔疮，毒蛇咬伤。

【用法用量】水煎服，10～30克；外用适量，捣敷或水煎洗。

【验方】①喉痛：萝芙木适量，切细，含嚼。

②高血压头晕、头痛、耳鸣、腰痛：萝芙木30克，杜仲15克，水煎服。

③高热、感冒风热、癫痫、失眠：萝芙木20～50克，水煎服。

④跌打损伤、毒蛇咬伤、疮疖：萝芙木鲜叶适量，捣烂外敷伤口（蛇伤敷伤口周围）。

鹰不扑

【来源】为五加科植物虎刺楤木 *Aralia finlaysoniana*（Wall.）Seem. 的根、根皮及枝叶。

【性味功效】辛，温；有小毒。通火路、龙路，祛风除湿，行气止痛。

【主治】急性传染性肝炎，急性肾炎，前列腺炎，咽炎，跌打损伤，风湿痹痛，无名肿毒。

【用法用量】水煎服，10～15克；或泡酒服。外用适量，捣敷，或水煎熏洗。

【验方】①跌打肿痛：鹰不扑250克，用高度米酒1500毫升浸泡7日，取药酒外搽患处；同时每日服药酒3次，每次15～30毫升。或取鹰不扑鲜根适量，捣烂，酒炒，敷患处。

②风湿骨痛：鹰不扑枝叶、红龙船花叶、鸡爪风叶、爬山虎各适量，水煎洗患处。

③乳腺炎、疮疖、无名肿毒：鹰不扑鲜叶适量，捣烂外敷。

丢了棒

【来源】为远志科植物蝉翼藤 *Securidaca inappendiculata* Hassk. 的全株。

【性味功效】辣、苦，微寒。通火路、龙路，祛风毒，除湿毒，清热毒，通谷道。

【主治】跌打损伤、风湿骨痛、急性肠胃炎、痢疾、小便不通等。

【用法用量】水煎服，10～15克（鲜品30～60克）；研末服1.5～3.0克。外用适量，浸酒搽，或研末涂。

【验方】①风湿骨痛、急性胃肠炎：丢了棒根10～15克，水煎服；或丢了棒根1～3克，研粉，开水送服。

②跌打损伤：丢了棒根500克，浸于1升高度米酒中，2周后可用，外搽患处；或用丢了棒根研粉，酒调涂患处。

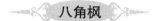

路路通

【来源】为金缕梅科植物枫香树 *Liquidambar formosana* Hance 的成熟果序。

【性味功效】苦，平。通水道，除湿毒，通火路、龙路。

【主治】肢体痹痛，手足拘挛，胃痛，水肿，胀满，闭经，乳少，痈疽，痔漏，疥癣，湿疹。

【用法用量】水煎服，5～10克；或煅存性研末服。外用适量，研末敷；或烧烟闻嗅。

【验方】①风湿肢节痛：路路通、秦艽、桑枝、海风藤、橘络、薏苡仁各15克，水煎服。

②耳内流黄水：路路通15克，水煎服。

③荨麻疹：路路通500克，煎浓汁服，每日3次，每次20毫升，空腹服。

八角枫

【来源】为八角枫科植物八角枫 *Alangium chinense*（Lour.）Harms 的根。

【性味功效】苦、辣，微热；有毒。通火路、龙路，祛风除湿，温经脉，散瘀止痛。

【主治】风湿骨痛，跌打损伤，肢体麻木，瘫痪，肩周炎，颈椎病，腰痛。

【用法用量】水煎服，须根1～3克，根3～6克；或浸酒服。外用适量，捣敷或水煎洗。

【验方】①精神分裂症：八角枫根适量，研粉，每次1～3克，开水送服，每日2～3次。

②跌打损伤：八角枫干根6克，算盘子根皮15克，刺五加50克。低度米酒浸泡15日后服用，每次10～15毫升，每日2次。

③鹤膝风：八角枫15克，松节10克，红牛膝、白牛膝各10克。切细，加低度米酒500毫升浸泡15日后服用，每次服药酒15毫升，常服。

金刚头

【来源】为百合科植物菝葜 *Smilax china* L. 的根茎。

【性味功效】甜，平。通火路，祛风毒，利水湿，调谷道，解毒消肿。

【主治】风湿痹痛，肢体麻木，水肿，痈肿疮毒，痔疮，胃癌，食管癌，直肠癌等。

【用法用量】水煎服，15 ～ 30 克；或浸酒服；或入丸、散剂。

【验方】①食管癌、鼻咽癌、胃癌、直肠癌、宫颈癌：金刚头根茎 800 克。加水 4 升浸泡 1 小时，以文火煎 3 小时，去渣入肥猪肉 100 克，再煎取浓缩液 500 毫升，1 日服完。

②筋骨麻木、风湿关节痛：金刚头、虎杖各 30 克，寻骨风 15 克，加高度米酒 750 毫升浸泡 7 日，每次服 15 毫升，早晚各 1 次。

③乳糜尿：鹰不扑根、金刚头根茎各 50 克。水煎，分早晚 2 次服。

络石藤

【来源】为夹竹桃科植物络石 *Trachelospermum jasminoides*（Lindl.）Lem. 的带叶藤茎。

【性味功效】辣、苦，微寒。通火路、龙路，祛风止痛，解毒消肿。

【主治】风湿痹痛，筋脉拘挛，跌打损伤，咽喉肿痛，痈疮肿毒。

【用法用量】水煎服，6 ～ 15 克，单味可用至 30 克；浸酒服，30 ～ 60 克；或入丸、散剂。外用适量，研末调敷，或捣汁涂。

【验方】①跌打骨折、痈肿：络石藤 10 ～ 15 克，水煎服。并用鲜藤、叶捣烂外敷。

②坐骨神经痛：络石藤 10 ～ 15 克，水煎服。

③筋骨痛：络石藤 50 ～ 100 克，浸酒服。

④关节炎：络石藤、五加根皮各 30 克，牛膝根 15 克，水煎服，白酒为引。

臭牡丹

【来源】为马鞭草科植物臭牡丹 *Clerodendrum bungei* steud. 的根、茎、叶。

【性味功效】苦、辣，温；有小毒。通火路、龙路，祛风除湿，解毒消肿。

【主治】痹病，风湿骨痛，牙痛，湿疹，痈疽疮疡，乳痈，痔疮，月经不调，子宫脱垂。

【用法用量】水煎服，10 ～ 15 克（鲜品 30 ～ 60 克）；或捣汁服；或入丸剂。外用适量，水煎熏洗；或捣敷；或研末调敷。

【验方】①关节炎（风湿关节痛）：臭牡丹鲜叶适量，绞汁，冲黄酒服，每日 2 次，每次 1 杯，连服 20 日。如有好转，再续服至痊愈。

②风火牙痛：鲜臭牡丹叶 30 ～ 60 克，煮豆腐服。

③高血压病：臭牡丹、玉米须、夏枯草各 30 克，野菊花、豨莶草各 10 克，水煎服。

④痔疮，脱肛：臭牡丹根 50 克，煮猪大肠 100 克服。并用根适量水煎熏洗。

水菖蒲

【来源】为天南星科植物菖蒲 *Acorus calamus* L. 的根状茎。

【性味功效】辣、苦，温。调巧坞，健脾胃，除湿毒，杀虫。

【主治】昏迷仆倒、神志不清、癫痫、中风等。

【用法用量】水煎服，5 ～ 10 克；外用适量，水煎洗或研末调敷。

【验方】①癫痫：水菖蒲 30 ～ 60 克。捣烂取汁服。

②健忘、惊悸、神志不清：水菖蒲 9 克，远志 9 克，茯苓 9 克，龟板 15 克，龙骨 9 克。共研细末，每次服 4.5 克，每日 3 次。

③痢疾：水菖蒲根 3 克，切细，冷开水吞服，1 次服完，连服 2 剂。

石菖蒲

【来源】为天南星科植物石菖蒲 *Acorus tatarinowii* Schott 的根茎。

【性味功效】辣、苦，温。调巧坞，通火路，除湿毒。

【主治】神志不清，健忘，耳聋，痢疾等。

【用法用量】水煎服，3～10 克；外用适量。

【验方】①癫痫：石菖蒲（去毛）100 克，辰砂 20 克（研细水飞过，以一半为衣）。上为末，猪心血打面糊为丸，如梧桐子大，每次服 70～80 丸，空腹白汤送服。

②中暑：鲜石菖蒲适量，绞汁，微温一盏灌之。

③痰迷心窍：石菖蒲、生姜各适量，共捣汁灌下。

九节风

【来源】为金粟兰科植物接骨金粟兰 *Sarcandra glabra* (Thunb) Nakai. 的全株。

【性味功效】辛，平。祛风邪，除湿毒，通气道，疗骨伤。

【主治】肺炎，急性阑尾炎，急性胃肠炎，细菌性痢疾，风湿骨痛，跌打损伤。

【用法用量】水煎服，6～15 克；或浸酒服。外用适量，捣敷，或水煎洗。

【验方】①风湿关节痛、风湿性腰腿痛：九节风根 100～150 克，加烧酒 500 毫升浸泡 7 日，内服外搽。

②急性阑尾炎：九节风全株 100～150 克，水煎服。

③劳伤腰痛：接骨茶、四块瓦、退血草各 15 克，煨酒服，每日 1 剂。

④跌打骨折：九节风根 30～50 克，酒水各半煎服；另用鲜叶捣烂调酒外敷。

九里香

【来源】为芸香科植物九里香 *Murraya exotica* (L.) Mant. 的枝叶。

【性味功效】辛、苦，温。行气止痛，通龙路、火路，祛风毒，除湿毒，软坚散结。

【主治】腹部气痛，风寒湿痹，跌打损伤，皮肤瘙痒，疥疮，癌痛。

【用法用量】水煎服，10～15克；或浸酒服。外用适量，捣敷。

【验方】①胃痛：九里香叶10克，煅瓦楞子50克，共研末，每次服3克，每日3次。

②流行性乙型脑炎：鲜九里香叶50克，鲜刺针草150克，水煎，分2～3次服（或鼻饲）。高热者，加大青叶50克，同上药煎服；抽搐频繁痰多者，另取九里香叶50克，捣烂，用冷开水冲服。

③风湿骨痛：九里香全株150克，加低度米酒1升浸泡7日，每次服30～50毫升。

④跌打肿痛：九里香鲜叶200克，捣烂，加低度米酒250毫升浸泡数小时，外搽；或用九里香叶捣烂，调酒炒热外敷。

黄花败酱

【来源】为败酱科植物黄花败酱 *Patrinia scabiosaefolia* Fisch. 植物的带根全草。

【性味功效】苦，平。解热毒，通龙路，排脓。

【主治】肠痈，赤白带下，黄疸型肝炎，产后瘀滞腹痛，目赤肿痛，痈肿疥癣。

【用法用量】水煎服，6～15克；外用适量，捣敷。

【验方】①无名肿毒：鲜黄花败酱全草30～60克，酒水各半煎服；药渣捣烂敷患处。

②红白痢疾：鲜黄花败酱草60克，冰糖15克，开水炖服。

③肋间神经痛：黄花败酱草60克，水煎服。

走马胎

【来源】为紫金牛科植物走马胎 *Ardisia gigantifolia* Stapf 的全株。

【性味功效】辛，温。祛风止痛，活血祛瘀，通龙路、火路。

【主治】风湿痹痛，半身不遂，产后血瘀，跌打损伤，疮疡肿痛。

【用法用量】水煎服,9 ～ 15 克（鲜品 30 ～ 60 克）; 或浸酒服。外用适量, 研末调敷。

【验方】①跌打损伤、风湿骨痛：走马胎根 100 克，大罗伞、小罗伞各 150 克，五指毛桃、土牛膝各 200 克。加高度米酒 1500 毫升浸泡 3 日，每日 早晚各服 100 毫升，兼外擦患处。

②风湿骨痛、产后风瘫、半身不遂、小儿麻痹后遗症、月经不调、跌打 损伤：走马胎 15 ～ 50 克，水煎服；跌打损伤者，并用鲜叶捣烂外敷。

③疮肿：走马胎鲜叶或鲜根适量，捣烂外敷。

二、调火路药

调火路药性寒或温，以温味、甜味为主，以调养巧坞、安神醒志为主要 功效，除用于眩晕、失眠、神昏、癫狂、癫痫等巧坞病外，部分兼有调气机、 通龙路、解毒、止痛等功效，还可用于气滞血瘀、寒湿、热毒等有形或无形 之邪痹阻经脉及四肢关节所致的胸痹、癥瘕、风湿痹痛、疮疡等病证。应用 调火路药时，宜根据病因与症候特点合理配伍，以取得更好的疗效。

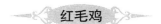

红毛鸡

【来源】为杜鹃科动物褐翅鸦鹃 *Centropus sinensis Sinensis*（Stephens）或 小鸦鹃 *Centropus toulou*（P. L. S. Muller）的全体。

【性味功效】甜，温。补血，祛风毒，除湿毒。

【主治】妇女产后体虚头痛、乳汁少，手足麻木，风湿骨痛。外用治跌打 肿痛。

【用法用量】煮食,15 ～ 30 克; 或浸酒服，每次 25 ～ 50 毫升。外用适量, 浸酒涂敷。

【验方】①产后体弱、缺乳：红毛鸡 2 只，加高度米酒 5000 毫升浸泡 3 个月，饮酒，每日 2 次，每次 10 ～ 20 毫升。

②风湿骨痛、跌打损伤：如前法浸制"毛鸡酒"搽患处，每日 2 ～ 3 次。

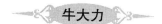

苦丁茶

【来源】为冬青科植物苦丁茶 *Ilex kudingcha* C. J. Tseng. 的叶或果。

【性味功效】苦、甜，凉。清热毒，除湿毒，调火路，生津止渴。

【主治】热病烦渴，中暑头痛，急性结膜炎，耳鸣，中耳炎，痢疾，牙痛。

【用法用量】水煎服，3～10克。

【验方】①伤暑高烧、急性胃肠炎、疟疾：苦丁茶果10～15克，或苦丁茶叶50克，水煎服。

②口腔炎：苦丁茶叶50克，水煎咽下。

③烫伤：苦丁茶叶适量，水煎外洗，并研末，和茶油调涂患处。

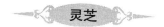

牛大力

【来源】为蝶形花科植物美丽崖豆藤 *Millettia speciosa* Champ. 的根。

【性味功效】甘，平。调火路、龙路，通气道、水道，除热毒，舒筋活络，补虚润肺。

【主治】腰肌劳损，风湿骨痛，肺虚咳嗽，慢性肝炎，遗精，白带，肺炎，肺结核，蛇伤。

【用法用量】水煎服，10～20克；或浸酒服。

【验方】①风湿性关节炎、腰肌劳损：牛大力、南五加皮各1000克，宽筋藤、海风藤各750克，牛膝90克，山胡椒根250克，榕树气根500克。加水6000毫升，煎至1000毫升，每次服50毫升，每日2次。

②病后体虚、肺虚咳嗽、风湿痹痛、腰腿痛、慢性肝炎：牛大力根50～100克，水煎服。

灵芝

【来源】为多孔菌科植物灵芝 *Ganoderma Lucidum*（Leyss. ex. Fx.）的子实体。

【性味功效】甘，平。补气养血，调龙路、火路，调气道、谷道。

【主治】头晕，失眠，神经衰弱，高血压病，冠心病，高胆固醇血症，风湿性关节炎，肝炎，哮喘，鼻炎。

【用法用量】水煎服，10～15克；研末服，2～6克；或浸酒服。

【验方】①神经衰弱、心悸头晕、夜寐不宁：灵芝10克，水煎服。

②冠心病：灵芝6克，切片，水煎2小时后服用，早晚各1次。

③肝炎、肾盂肾炎、支气管哮喘：灵芝适量，研末，开水冲服，每次服1.0～1.5克，每日3次。

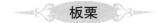

板栗

【来源】为壳斗科植物栗 *Castanea mollissima* Bl. 的种仁。

【性味功效】甜、微咸，平。补肾虚，强筋骨，调谷道，止血。

【用法用量】5～10颗，生食、煮食或炒存性研末服；外用适量，捣敷。

【主治】腰膝酸软，筋骨疼痛，跌打损伤，呕吐，吐血，泄泻，便血，瘰疬。

【验方】①肾虚腰膝无力：板栗风干，每日空腹食7枚，再食猪肾粥。

②气管炎：板栗250克，煮瘦肉服。

③筋骨肿痛：板栗适量，捣烂敷患处。

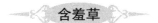

含羞草

【来源】为豆科植物含羞草 *Mimosa pudica* L. 的全草。

【性味功效】甜、涩、微苦，微寒；有小毒。调心安神，凉血解毒，清热利湿。

【主治】失眠，神经衰弱，感冒，小儿高热，支气管炎，劳伤咳血，肝炎，胃炎，肠炎，急性结膜炎，尿路结石，水肿，血尿，痈疮，跌打损伤。

【用法用量】水煎服，15～30克；外用适量，捣敷。

【验方】①神经衰弱、失眠：含羞草50～100克，水煎服。

②小儿高热：含羞草10克，水煎服。

③急性肠炎、肝炎：含羞草 30 ～ 60 克，水煎服。

④无名肿毒、带状疱疹：鲜含羞草全草（或鲜叶）适量，捣烂敷患处。

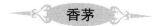

香茅

【来源】为禾本科植物柠檬草 *Cymbopogon citratus*（D. C.）Stapf 的全草。

【性味功效】辣、甜，温。祛风毒，解瘴毒，通气止痛，调火路、龙路。

【主治】发热，感冒，疟疾，头痛，跌打损伤，风湿骨痛，腹痛，泄泻，月经不调。

【用法用量】水煎服，6 ～ 15 克；并水煎洗或提取香茅油擦患处。

【验方】①风寒湿全身疼痛：香茅 500 克，水煎洗浴。

②骨节疼痛：香茅、石错（即辣子青药）、土荆芥各 20 克，水煎服。

③胃痛：香茅 3 ～ 9 克，水煎服。

④虚弱咳嗽：香茅 6 克，水煎代茶服。

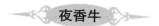

夜香牛

【来源】为菊科植物夜香牛 *Cyanthillium cinereum*（L.）H. Rob. 的全草。

【性味功效】苦、微甜，凉。宁心神，祛风毒，清热毒，除湿毒。

【主治】失眠，感冒，黄疸，腹泻，疔疮，毒蛇咬伤。

【用法用量】水煎服，15 ～ 30 克（鲜品 30 ～ 60 克）；外用适量，鲜品捣敷。

【验方】①神经衰弱失眠：夜香牛 18 克，豨莶草 15 克，白千层 9 克，水煎服。

②跌打损伤、胸部积痛：夜香牛全草 30 克，捣烂炖酒服。

附录一　我国其他少数民族体质学说的基本理论

一、朝医学体质理论

朝医学体质理论以"东医药理论"为指导，充分借鉴当时先进的哲学思想来研究人体、生理、病理、药理学等的特征及其变化规律，讲究"天、人、世、地"的整体观，以"四维之四象"结构为主要内容，以辨象（体质、病）与辨证论治为主要特征，并以此指导体质和疾病的诊断与防治，是朝医理论体系的核心组成部分。

朝医学家李济马所著的《东医寿世保元》中指出，"太少阴阳脏局短长、阴阳之变化也""人禀脏理有四不同，肺大肝小者，名曰太阳人；肝大肺小者，名曰太阴人；脾大肾小者，名曰少阳人；肾大脾小者，名曰少阴人""哀怒之气阳也，喜气之气阴也""人趋心欲，有四不同""五脏之心，中央之太极也""五脏之肺脾肝肾，四维之四象也"。在治疗方面，依据四象体质医学独创了"异象同病异治，同象异病同治"的模式，以及"大者泻之，小者补之"的治疗方法。在用药方面，李济马先生提出以前医学忽略的"药乃局限于人"的独特新观点，即机体对药物具有选择性，遵循"药物归象，按象要药，辨象施治，随证加减，不可混用，防止药物异象反应"等用药的独特规律，并依体遣方，建立"辨象—辨病—辨证"的"三辨"疾病诊疗模式。

二、藏医学体质理论

藏医学体质理论是以藏医基础理论为指导，充分借鉴藏族文化、宗教及外来医学而形成和发展的颇具特色且富有哲理性、科学性的理论体系。藏医《四部医典》中记载，父精母血中五源的含量是决定人体体质的先天因素，同时孕妇的饮食、起居、情绪、环境等因素会影响胎儿的三因盛衰而使胎儿形成不同的体质。藏医学认为，体内存在的三因（隆、赤巴和培根）支配着七大物质基础（饮食精微、肉、血、髓、脂、骨和精）和三种排泄物（小便、大便、汗）的代谢变化。三因保持协调，是维持人体正常生理活动的基本因素，也是人体病变的根本所在，如果三因由于各种内外因素而发生增盛、耗损、紊乱等，使其位置、形态、容量发生改变，将会导致三因失去原有的平衡，进而引起机体的生理变化，从而导致疾病的出现。因此三因学说是藏医药理论体系的核心。

根据三因学说，藏医将人的体质划分为7种类型，包括3种单一型体质，即隆型、赤巴型和培根型，以及这3种基本类型的两两组合型体质和聚合型体质共4种。体质是藏医精确诊察疾病和辨证论治的一个切入点。藏医药的方药思维起源于五源学说，包含六性八味十七效。在方剂上以"味性化味"为核心理论，讲究以药物的"十七效"为组方配伍原则。选用适宜体质的藏药，每种药物都具有味、性、效的衍生和效能的体现，强调"味"在前，"性"在后，注重药物消化后的"三化味"，即甘、酸、咸，并与现代有关药物经肠道菌群代谢后会产生新的代谢活性成分的研究结果相关。提出了独特的藏药"三化味"理论，构建了"疾病—证型—方剂—药性"的诊疗模式。

三、蒙医学体质理论

蒙医学体质理论以蒙医基础理论为指导，充分借鉴古代朴素唯物主义和辩证法思想，蕴含人与自然的整体观，大量吸收邻近国家、民族的传统医学精髓而逐渐发展丰富和系统化。蒙医学认为，人的体质是由于受孕时父母分别携带的健康精子和卵子的三根（赫依、希拉、巴达干）七素（精微、血、肉、脂、骨、骨髓、精液）不同，以及胚胎发育过程中母亲之饮食、起居、气候等因素的影响，表现出的形态结构、生理机能和心理状态等方面的综合特质。而维持人体内生理功能的三根、七素是在相互动态平衡的基础上合成精微和糟粕，分解物质代谢过程，它们在各自的活动中都遵循着各自所特有的规律。

蒙医认为，人体体质差异是由赫依、希拉、巴达干三者各自的特征在人体上显现的多少所决定，依此将体质分为赫依型、希拉型、巴达干型三种基本类型，以及赫依－希拉混合型、巴达干－希拉混合型、巴达干－赫依混合型和三者聚合型共7种类型。三根的平衡状态遭到破坏，功能失调而导致疾病发生。因此，三根是疾病发生的直接原因，决定着发病与否与发病倾向。在治疗疾病时既要重视病因，又要注意疾病的发展规律；既要重视症状，又要注意患者的体质差异。蒙医把疾病的本质归纳为寒热2种，把发病部位归纳为脏腑、黑白脉、五官等。对"六基症"的辨证施治，讲究治本，调整"三元之平衡"，也就是治体。依据体质分型，把握用药尺度，如药物的选择、配伍和剂量，从而形成"以味为主""以效为主""以消化味为主"的3种配伍方法，这3种配伍方法均有各自的临床效应和用药特点。

四、傣医学体质理论

傣医学体质理论是以四塔五蕴核心理论为指导，充分借鉴当时的贝叶文化、小乘佛教文化及邻国医学，以此来预防、诊断和治疗疾病。傣医认为人体的体质与父母的四塔（风、火、水、土）、五蕴（色、识、受、想、行）功能密切相关。傣医经文《巴腊麻他坦》载："地、水、火、风共成身。"认为人体是由四塔构建，先天的四塔决定体质的强弱好坏。虽然傣医学传统理论中的肤色论、胖瘦论、头发论、口味论、年龄论中也蕴含了与体质学说密切相关的内容，但是仍然以四塔的偏盛偏衰作为划分不同体质的标准，将体质划分为风塔偏弱型、风塔偏盛型、火塔偏弱型、火塔偏盛型、水塔偏弱型、水塔偏盛型、土塔偏弱型、土塔偏盛型及四塔和合型9种类型。强调不同的体质给予不同的药物调养和治疗，确立了傣医学的基本治疗原则，如调平四塔五蕴、调平寒热、先解后治、通利三盘、内外合治等独具特色的治疗原则。用药强调根据血色、胆汁的不同，或将体质与季节相结合作为临床用药的依据。

五、维医学体质理论

维医学体质理论是以四大物质学说为基础，充分借鉴各民族传统医学理论，并受到古代维吾尔族的一种朴素的哲学思想，以及外来西方医学及佛教文化的影响，提出的独特的气质学说、体液学说。维医学体液论中，体液是指人体在肝脏中形成的各种营养物质，分为胆液、血液、黏液和黑胆质体液等4种体液。维医认为影响体质的是构成万物的四大根本物质（水、火、土、气）及自身4种体液的盛衰，而四大基本物质在机体内的运转机制，既相互协同又相互制约，并使人体衍生出干热、湿热、湿寒、干寒等4种气质。4种体液与4种气质是一一对应的，如胆液属性干热，血液属性湿热，黏液属性湿寒，黑胆质体液属性干寒等，因此，维医将体质分为胆液质、血液质、黏液质、黑胆质4种类型。当体液相对平衡关系失调，就会产生某一种或多种体液的异常状态，从而导致疾病发生。

维医主要通过七诊来诊断疾病，对病症进行详细分析判断，依据病情制定相对应的治疗原则。其基本治疗原则包括调整气质、表根缓急、助防祛邪等，它对具体立法处方用药具有普遍的指导意义。调整气质，使体液恢复正常，是维医临床治疗的根本原则，分为调整非体液型气质失调和体液型气质失调两大类。

附录二　我国其他少数民族体质分型与调理特点

一、朝医体质分型与调理特点

朝医体质类型分为太阳人、少阳人、太阴人、少阴人 4 种。

（一）太阳人

金气成局，龙之性。太阳人脏局特点是"肺大肝小"。其病因病机是"过阳阴少，肝虚"，故病理上易外感腰脊病（解亦病），内触小肠病（噎膈、反胃）。因此调理太阳人体质以泻阳补阴为原则，用药以补肝、平肝、和胃药为主。

太阳人常用方剂：五加皮壮脊汤、猕猴藤植肠汤等。用药多为舒筋活络、祛风湿、强筋骨之中药，但太阳人药很少，凉性药、温性药几乎各半，如蚌蛤、木瓜、猕猴桃、鲫鱼、五加皮、松节、芦根、蛤蚧、荞麦、黄精、百合等。

（二）太阴人

水气成局，牛之性。太阴人脏局特点是"肝大肺小"。其病因病机是"血浊气涩，肺虚过燥"，故病理上太阴人易患心脏病、高血压、肺炎、咳嗽、关格、怔忡证、胸膈证、目睛内痛证等。因此调节太阴人体质以通利、补肺、泻肝为原则，用药以壮肺、开肺、泻肺、醒肺药为主。

太阴人常用方剂：太阴调胃汤、调胃承气汤、葛根解肌汤、清心莲子汤、热多寒少汤等。用药多为敛肺化痰、开窍醒神之中药，常用要药：大黄、山药、五味子、天冬、甘菊、石菖蒲、远志、桔梗、麝香、麻黄、款冬花、黄芩、薏苡仁、桑白皮、砂糖、白果、杏仁、酸枣仁、龙眼肉、熊胆等。

（三）少阳人

火气成局，马之性。少阳人脏局特点是"脾大肾小"，其病因病机是"过阳损阴，肾虚过热"，故病理上少阳人易患慢性肾机能障碍、健忘证、亡阴证、中风、结胸证、吐血、呕血等。因此调节少阳人体质以清热泻阳，补阴补肾为原则，用药以健肾、直肾、固肾、和肾药为主。

少阳人常用方剂：荆防败毒散、荆防导赤散、荆防地黄汤、六味地黄汤、滑石苦参汤、十二味地黄汤等。用药多为利水渗湿、补益肝肾、清热燥湿之中药，常用要药：木通、山萸肉、甘遂、泽泻、生地黄、熟地黄、栀子、黄柏、石膏、猪苓、瓜蒌仁、黄连、麦芽、滑石、知母、桑椹等。

（四）少阴人

木体成局，驴之性。少阴人脏局特点是"肾大脾小"，其病因病机是"血夺气败，脾虚过冷"，故病理上易患急慢性胃肠炎、胃下垂、亡阳证、下利清水等。因此调节少阴人体质以温补散寒补脾胃为原则，用药以壮脾、开脾、固脾、立脾药为主。

少阴人常用方剂：蒜蜜膏、人参散、加味八物汤、黄芪桂枝附子汤、人参桂枝附子汤、官桂附子理中汤、宽中汤、川芎桂枝汤等。用药多为利水渗湿、补益肝肾、清热燥湿之中药，如人参、附子、干姜、川芎、木香、丁香、巴豆、白术、白芍、当归、紫苏叶、陈皮、半夏、桃仁、杏花、砂仁、莪术、白豆蔻、藿香等。

二、藏医体质分型与调理特点

藏医体质分型主要介绍基本的隆型、赤巴型、培根型和混合型。

（一）隆型

隆五源属风，"隆"在汉语中类似于"气"，其主要机能是主呼吸、躯体功能活动、血液循环、五官感觉、大便排泄，帮助分解食物并运输饮食精微等。身体中隆的成分相对较多，其特性为糙、轻、寒、微、硬、动6种，故隆型人耐春夏不耐秋冬，容易患与风相关的疾病，如中风、行痹、风疹、不寐、心脏病等，疾病预防能力差。因此调节隆型体质以祛隆驱寒、开窍辟秽、协调三因、隆血并治、清血通络为原则，用药以重、润为主，多选用甘味、酸味、咸味、辛味药。

隆型人常用方剂：二十味沉香丸、如意珍宝丸、七十味珍珠丸、八味沉香丸、三味甘露散，二十五味余甘子丸、三味甘露散、三十五味沉香丸、十八味杜鹃丸、二十五味珊瑚丸等。常用药物：肉豆蔻、诃子、沉香、丁香、荜茇、木香、余甘子、天竺黄、白豆蔻、牛黄、藏红花、麝香、毛诃子、草果、酸枣仁、西红花和各种骨头药等。

（二）赤巴型

赤巴五源属火，"赤巴"在汉语上类似于"火"，主要是产生热能并维持体温，增强胃的功能，使人知饥渴、能消化、长气色、壮胆量、生智慧等。人体中赤巴成分相对较多，其特性有腻、锐、热、轻、臭、泻、湿7种，故赤巴型人易患肝胆病、血液病及疫病等，病情发展快而易威胁生命，若救治及时则具有病情治愈快的特点。因此调节赤巴型体质以"保肝清热"为原则，兼顾调节三因和胃火，以"凉、钝"为主，多选用苦味、甘味、涩味药。

赤巴型人常用方剂：二十五味松石丸、七味红花殊胜散、十味黑冰片丸、十一味诃子丸、五味金色丸和八味、獐牙菜丸、甘露月晶丸等。常用药物：冰片、红花、波棱瓜子、獐牙菜、檀香、鸭嘴花、余甘子、藏木香、石灰华、毛诃子、荜茇、牛黄、人工麝香、绿绒蒿、渣驯、闸驯、巴力嘎等。

（三）培根型

培根五源属土和水，"培根"在汉语上类似于"土"和"水"，其主要功能是磨碎食物、增加胃液，使食物易于消化吸收，司味觉，以供人体营养和输送体液，保持水分，并能长肌肉，润皮肤，调节人的胖瘦，使人睡眠正常、性情温和等。人体中土和水的成分相对较多，其特性有腻、凉、重、钝、绵、稳、黏7种，故培根型人常感凉，即耐春夏不耐秋冬，易患寒性疾病、胃肠疾病，病情发展缓慢，但治疗困难。因此调节培根型体质以"增三胃火，调培根之寒"为原则，用药以轻、糙、热、锐为主，多选用辛味、酸味、咸味药。

培根型人常用方剂：五鹏丸、仁青芒觉、六味能消散、五味石榴丸、三十五味沉香丸、五味金色散、十二味石榴散、八味沉香丸、仁青璋皎、大月晶丸、十味黑冰片散、石榴健胃丸等。常用药物：藏木香、木香、诃子、荜茇、肉豆蔻、石榴子、红花、寒水石、白豆蔻、余甘子、草果、鸭嘴花、波棱瓜子、胡椒、芫荽、檀香、麝香、渣驯、榜嘎、光明盐、兔耳草、胡椒、小米辣等。

（四）混合型

混合型分为二合型，即兼有隆赤型、培赤型、培隆型三型中的其中两型的特征，以及三合型，即隆型、赤巴型、培根型三型特征混合。混合型人由于汇集了以上各型人的特征，发育圆满，疾病较少。

混合型人常用药：隆赤型用宽筋藤、悬钩子、广木香、沉香等，培赤型用藏木香、沙棘果、石榴子、余甘子等，培隆型用干姜、阿魏、大葱、大蒜等，黄水病用麝香、木香、黄葵子、小檗皮等。

三、蒙医体质分型与调理特点

蒙医体质分型主要对赫依型、希拉型、巴达干型3种基本类型和三根素聚合型特征进行分类论述。运用药物的17种性味功能分别克制、调理不同病变体质的20种病性，以达到治疗目的。

（一）赫依型

"赫依"在汉语中类似于"气"或"空气"，赫依是人体生理功能的动力，主管人体的呼吸、五官感觉、肢体活动，以及血液循环、大小便排泄、饮食消化、津液输送等。赫依具有动、强、浮、细、凉、峻等6种病性。赫依型人易患风病，如神志异常、感冒、失眠、神经衰弱、健忘疲倦、瘫痪、眩晕、麻木、抽搐等脑和脏腑功能减退等疾病。因此调节赫依型体质重在镇赫依，选用重、柔、温、和、固、脂6种药性的药物。

常用方剂：三骨汤散、陈年羊头汤、四精汤、槟榔十三味丸、三味阿魏汤、二十五味阿魏散、十四味豆蔻散和陈年酥油导泻。常用药物：肉豆蔻、荜茇、白豆蔻、沉香、木香、广枣等。

（二）希拉型

"希拉"在汉语中类似于"炎热""黄"，有火热之意，主要产生人体的热能，维持机体的体温及各脏腑器官组织的热能，增强胃的消化功能，壮胆量，生智慧。希拉具有热、轻、湿、重、腻、泻、臭等7种病性。希拉偏盛是发生一切温热病的病理基础。希拉型人易患热病、黄病，如黄疸、口苦、吐酸、烦渴、神情狂躁等机能亢进的疾病。因此调节希拉型体质多选用清、重、寒凉、清泻、缓、燥等6种药性的药物。

常用方剂：七珍汤、盛热冰片方剂、中热檀香方剂、低热象黄方剂、查干汤、苦参七味汤、八贵散、嘎布日—25、忠伦阿汤、秘诀清凉散、肺热普济散等。蒙药三臣剂用药物：红花、栀子、川楝子、诃子、苦参、土木香、黄连、獐牙菜、天竹黄、牛黄、檀香、甘草、肋柱花、木鳖子、瞿麦等。

（三）巴达干型

"巴达干"在汉语中类似于"寒"，巴达干是指体内的一种黏液状物质，是人体的阴精，巴达干的功能为增加味觉、磨碎食物，使饮食容易消化吸收，输送体液，营养机体，濡养组织器官，生肌润肤，保持水分，滑利关节等。巴达干具有寒、软、黏、缓、脂、重、固等7种病性。巴达干型人易患寒病，如浮肿、胸腔积液、腹水、痰多、吐清水、白带多等疾病。因此调节巴达干型体质多选用润、热、燥、轻、动、急、涩等7种药性的药物。

常用方剂：石榴四味散加味、槟榔七味丸、豆蔻十味散等。常用药物：姜、胡椒、石榴、肉桂、白豆蔻、荜茇、光明盐等。

（四）三根素聚合型

三根素聚合型分为两两聚合和三者聚合，分别为赫依－希拉混合型、巴达干－希拉混合型、巴达干－赫依混合型和三者聚合型，是三种基本体质类型的聚合，故治疗时的方药具备更加广泛的选择性。

常用方剂：三骨汤散、陈年羊头汤、四精汤、三味阿魏汤、二十五味阿魏散、十四味豆蔻散、陈年酥油导泻、盛热冰片方剂、中热檀香方剂、低热象黄方剂等。药物选择上有黄连等凉性药，獐牙菜等凉性滩生药，竹黄等凉性精华药，味甘的泻药等。

四、傣医体质分型与调理特点

傣医体质分为风塔偏弱型、风塔偏盛型、火塔偏弱型、火塔偏盛型、水塔偏弱型、水塔偏盛型、土塔偏弱型、土塔偏盛型、四塔和合型9种类型。

（一）风塔偏弱型

其病因病机是风塔主"动"的功能减弱。临床上以体弱多病、动则气喘为特征。故风塔偏弱型人易患感染性疾病、自身免疫性疾病、便秘、闭经、恶性肿瘤等，治疗以调补风塔（风、气）为原则。

常用方剂：雅叫哈顿（五宝药散）、雅叫帕中补（亚洲宝丸）等。常用药物：钩藤、竹叶兰、绿包藤、十大功劳、山大黄、黑心树心等。

（二）风塔偏盛型

其病因病机是风塔主"动"的功能过强。风、气不行则内停阻滞，或风、气逆乱，或风邪流滞肌肤，临床上多以肢体、脏腑、肌肤出现胀、痛、气逆、动、痒、痛、渗液为特征。故风塔偏盛型人易患头晕、头痛、高热抽风、中风、癫惊厥、癫痫、肝胆胀痛、胃肠胀痛、胁肋胀痛，高血压病、喘咳、呕吐等，治疗以除风通血、通气止痛及清热除风、消肿止痛为原则。

常用方剂：劳雅今拢梅（祛风除湿液）、雅暖拢梅兰申（三蔻除风止痛方—睡药方）、雅拢旧斤货栽（二蔻除风止痛汤）等。常用药物：盐巴果、刺五加等。

（三）火塔偏弱型

其病因病机是火塔主"热"的功能减弱，临床上以畏寒、怕冷、腰膝冷痛为特征。故火塔偏弱型人易患不孕、痛经、阳痿、风湿性疾病、糖尿病、甲状腺功能减退等疾病，治疗以调补火塔、内外同治为原则。

常用方剂：雅想（赠力胶囊）、雅米票（补火健身方）、雅拢萎（帕曼萎痹方）、雅杠朗（红功补火散）等。常用药物：白花丹、黑心树心、芦苇、柚木树心、加沙干等。

（四）火塔偏盛型

其病因病机是火塔主"热"的功能过强，临床上主要以"热"为特征。故火塔偏盛型人易患结核病、肝炎等消耗性疾病，以及哇皇（热季感冒）、拢牛（尿路感染、结石）、兵洞飞桑洞烘（皮肤疔疮斑疹、疥癣）、拢沙力坝皇（高热、癫狂、惊厥、抽风）等疾病，治疗以除风清火解毒、祛风止痒、利尿消肿止痛、除风止痉为原则。

常用方剂：劳雅打麻想（疮毒酊）、雅麻贺龙（毒邪内消汤）、雅害令（景皇惊风丸）、雅解沙把（百解胶囊）、热痹散、雅拢牛哈占波（五淋化石胶囊）等。常用药物：苦凉菜、水香菜、树头菜等。

（五）水塔偏弱型

其病因病机是水塔主"湿"的功能减弱，临床上主要以禀赋不足、脏腑功能低下为特征。故水塔偏弱型人易感染热风毒邪，高热大汗，损伤水塔；易发生外伤失血，孕产耗血、虫症、癌症等。治疗以清热除风、泻火解毒及补水养血、补血滋润为原则。

常用方剂：雅叫哈顿散（五宝药散）、雅补勒蓬货杆（微子乌发方）、雅拔想多温（驳骨旱莲汤）、雅栽线塔喃软（补血养心汤）、雅勒拢软（生血汤）等。常用药物：水香菜、盐巴果、刺五加、薄荷等。

（六）水塔偏盛型

其病因病机是水塔主"湿"的功能过强，临床上以水湿运化失常，停积脏腑，加之感受外在风毒水湿，内外相合为特征。治疗以调补塔都、利水化湿为原则。

常用方剂：雅拢牛（五淋化石胶囊）、雅拢泵（利水消肿方）、雅案答勒（黄疸汤）等。常用药物：草果、豆蔻、版纳小姜、版纳南姜。

（七）土塔偏弱型

其病因病机是土塔主"形态结构"的功能减弱，临床上主要以土寒胃冷，水湿不得运行，气血无从化生以滋养躯体，排泄糟粕异常为特征。土塔偏弱型人易患消瘦、溃疡等病症，治疗以补土健胃、消食化滞为原则。

常用方剂：雅菲端冒想（补火消胀方）、雅冒害亚毫（开胃健胃汤）、雅办答接改崩（补累肿痛方）等。常用药物：茴香豆蔻根、人字树、砂仁、黄姜、水菖蒲、小茴香、草果、白豆蔻、滇南木姜子。

（八）土塔偏盛型

其病因病机是土塔主"形态结构"的功能过度，临床上主要以情志不舒、饮食难消、排泄糟粕功能障碍、壅塞不通为特征。土塔偏盛型人易患肥胖、脂肪肝、高血压、糖尿病、痛风、肿瘤等病症，治疗以通气散结、消食化滞为原则。

常用方剂：雅鲁短（通便方）、雅斤毫哈（决明止吐方）、雅沙呃（降气止逆散）等。常用药物：羊奶果、酸笋。

（九）四塔和合型

其病因病机主要是先天禀赋充足，"四塔五蕴功能"在体内处于相对动态平衡，各脏腑功能平衡，能维持机体正常的生理机能活动，以调节人体气血，保持健康，是最为理想、健康的体质类型。

五、维医体质分型与调理特点

维医体质共分为胆液质（干热型）、血液质（湿热型）、黏液质（湿寒型）和黑胆质（干寒型）四种。

（一）胆液质（干热型）

胆液是略黄、味极苦的体液，属性干热，浓缩于胆囊。主要参与营养物质的消化，刺激肠道蠕动，促进粪便排出，并有一定的防毒解毒作用。其干热的性质能使其他三种体液持续运动，防止其凝固，有振奋精神及体力的作用。故胆液质体液偏盛的人，通常易怒、精神、寝少、体重减轻，易患胆囊炎、胰腺炎、胃肠炎、阑尾炎、胃肠溃疡、结石、肝硬化、肝炎、心肌炎、输卵管炎、肿瘤（如子宫肌瘤、肝癌、胃癌）等，因此调理胆液质以湿化、排泄异常的胆液为原则。

常用方剂：卡森颗粒、淑合拉露剂等。常用药物：新疆一枝蒿、龙葵果、苦西瓜、蜀葵、黄瓜子等。

（二）血液质（湿热型）

血液是鲜红、味略甜的体液，属性湿热。主要随心脏和血管的舒缩循环于全身，将摄入的营养元素送至全身各处，补充被耗费的营养，通过毛孔、肺、肾等进行新陈代谢排出废物、废气。血液以自身的湿热性温暖机体并赋予其能量，参与人体热量和湿性的调节，令肌肤光亮。血液质体液偏盛的人，面色红润、容光焕发、乐观、胖瘦适宜、体力好，易患冠心病、高血压、癫痫、脑动脉硬化、皮癣、白癜风、色斑、疮疖、白斑、子宫肌瘤、肝硬化、皮脂腺腺瘤、肺结核、骨质增生等，因此调理血液质以干化、排泄异常的血液为原则。

常用方剂：调节何里提祛瘀汤加减、夏塔热片等。常用药物：天山堇菜、欧烟堇、苦豆子、篙滋伴、菊苣子、吾斯迪、玫瑰花、库度撕、萨塔付、比迪米西克等。

（三）黏液质（湿寒型）

黏液是由湿性营养物质形成的体液，属性湿寒。存在于全身各器官组织和细胞间隙内，能为机体提供营养，湿润和软化全身。当人体营养不足或大量丢失液体时，这些体液会渗入血液中起到补充血液的作用，并可带走产生的废物，防止黑胆质体液等体液的沉淀。黏液质体液偏盛的人，机体肥胖而松弛、嗜睡、较稳重、流涎水，易患脂肪肝、抑郁症、白内障、躁狂症、癔病、脑萎缩、结石、糖尿病、肝硬化、哮喘、硬皮病、前列腺增生、肾积水、骨质增生，以及各种炎症，如胃炎、中耳炎、肝炎、支气管炎等，因此调理黏液质以热化、排泄异常的黏液质为原则。

常用方剂：比黑马尔江散。常用药物：神香草、马齿苋子、小茴香、一枝蒿、香青兰、乳香、麝香、木香、安息香、天仙子、颠茄、骆驼蓬、准噶尔乌头、马钱子、欧薄荷、追果藤等。

（四）黑胆质（干寒型）

黑胆质体液是一种色略黑、味酸涩的体液，属性干寒。黑胆质具有形成沉淀、维持各脏器形态和性能，防止其他体液蔓延，输送储存各种营养物质的作用，还能参与感觉、记忆和思维活动，助脾胃消化吸收。黑胆质体液偏盛的人，易怒、思维灵敏，易患躁狂症、神经衰弱、心肌梗死、癫痫、忧郁症、心绞痛、子宫肌瘤、扁平疣、湿疣、食管癌、胃癌、肝癌、乳腺癌、宫颈癌、骨髓炎等。维医体液论认为，异常黑胆质体液是哮喘、肿瘤、高血压、糖尿病等多种复杂性疾病的发病基础。因此调理黑胆质以湿化、排泄异常的黑胆质体液为原则。

常用方剂：蒙孜吉赛危成熟剂、买提布合木来引汤、艾比艾力勒小丸、马欧力欧苏力根汤等。常用药物：龙葵果、香青兰、蚕茧、薰鲁香、余甘子、黑种草、甜瓜子。